El extrany cas del Dr. Parkinson

Rafael González Maldonado

Títol: El extrany cas del Dr. Parkinson.
Autor: Rafael González Maldonado.

Pròleg: Hugo Liaño.
Capítulo XVI: Rafael González Maldonado i
Encarnación Santiago Carranza.
Capítulo XX: Román Alberca.

Colaboració (Capítol XIX):
Acosta Varo J, Aguilar Barberá M, Beltrán Beltrán HR, Burguera
Hernández JA, Castro García A, Codina Puiggrós A, Chacón Peña JR
, García de Yébenes J, Giménez Roldán S, Grandas Pérez FJ,
Kulisevsky Bojarski J, Linazasoro Cristóbal G, López del Vals LJ,
Martí Massó JF, Morales Gordo B, Ochoa Amor JJ, Varela de Seijas
E

Traducció: Rosa Bizné Galofré

Diseny gràfic: J. González Redondo
Rotulació: A. González Redondo
Fotografia: R. González Redondo
Tema de portada: E. Santiago Carranza.

1ª Edició: Rafael González Maldonado, Granada 1997.
Reimpresió: 2013

ADVERTÈNCIA: Els conceptes i dades d'aquest llibre no són
recomanacions facultatives sinó suggeriments subjectes a error o
opinables que han sempre contrastar amb el consell del metge. No
s'han de seguir per un pacient o conegut sense el criteri del metge
responsable.

El extrany cas
del Dr. Parkinson

(visió nova d'una antiga malaltia)

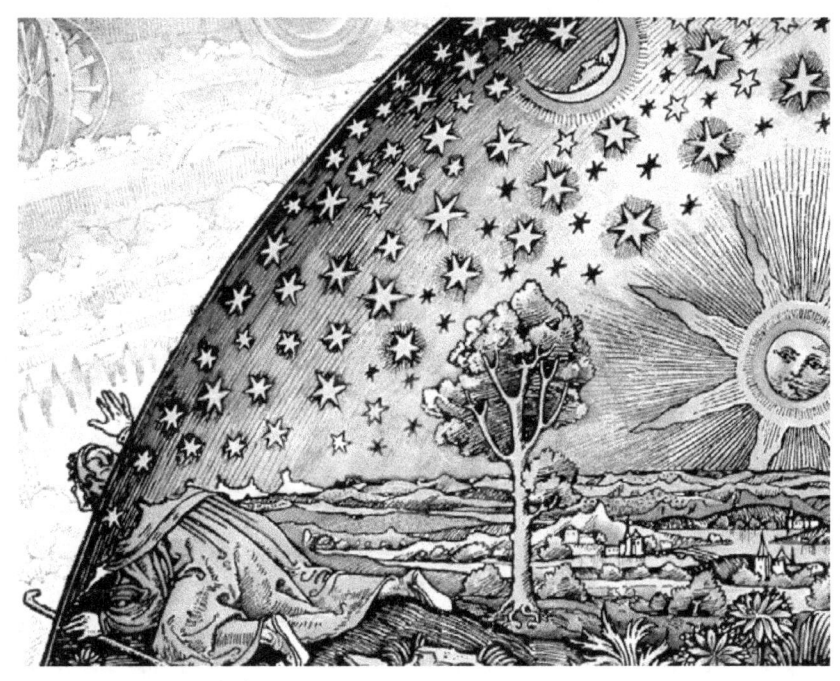

Rafael González Maldonado

A Eny

*Was this the face that launched a thousand ships
and burnt the topless towers of Ilium?*

(Chr. Marlowe, 1604).

SUMARIO

Pròleg
Introducció

I. Històries per tremolar.
II. Què és la malaltia de Parkinson?
III. Quí són el que pateixen la malaltia de Parkinson?
IV. Els símptomes principals.
V. Ment i personalitat del parkinsoniá.
VI. Sexe, son i altres síntomes.
VII. El diagnòstic.
VIII. Com evoluciona la malaltia?
IX. Un neuròleg estrateg.
X. Un farmacèutic ben assortit.
XI. Un bon metge general.
XII. Tres rehabilitadors.
XIII. Problemes concrets y solucions.
XIV. Dieta i receptes de cuina.
XV. Emergències i situacions especials.
XVI. Tractaments curiosos, dubtosos i heterodoxes.
XVII. Cirurgia si, cirurgia no.
XVIII. Parlen els pacients.
XIX. Parlen els metges.
XX. Qualsevol temps futur serà millor.
XXI. Epíleg

Bibliografia.
Indices.

PRÒLEG

La Malaltia de Parkinson és una "companyia", un "amic", com deia un dels més íntims parkinsonians que he conegut; un "bon amic" que et fa sentir la seva presència en qualsevol moment, i es va arrelant molt endins fins a fer-se gairebé constant de dia i de nit, una companyia que el cuidador i la família han d' aprendre també a compartir. "L'estrany cas del Dr. Parkinson" no és una monografia d'un ésser estrany ni desconegut, és la narració d'un perfil humà que planteja molts problemes, un repte que molts metges afrontem diàriament, que preocupa a neuròlegs i a capçaleres.

La malaltia té una traducció clínica gairebé mandatori, un diagnòstic acurat necessita d'un neuròleg amb gust per la semiologia, un investigador que sàpiga redescobrir els petits signes típics i davant les manifestacions atípiques reconegui malalties que s'hi assemblin però no ho són. Un diagnòstic diferencial acurat deixa poc espai a les sofisticades tècniques de la neuroimatge funcional que gairebé només han de confirmar o negar el que la història i l'exploració assenyalen.

El llibre escrit pel Professor Rafael González Maldonado, que avui tenim entre las mans, és un treball d'erudició i el fruit de la investigació diària que un neuròleg estudiós, home amb coneixements d'abast renaixentista ha tingut l'encert de produir.

Es un llibre vital, una aproximació històrica al passat, un present viu i un pas endavant cap el futur immediat. És una visió senzilla i alhora profunda d'una malaltia que enlluerna. Una de les "estrelles" dels medis de comunicació dels darrers anys del segle. Una malaltia canviant amb l'ajut de les noves opcions terapèutiques. Un repte a assolir cada dia.

És un llibre que s'ha de llegir moltes vegades, que dona idees, que aclara dubtes, que amplia l'horitzó en el coneixement de la malaltia, i ple de cites cultes que encara el fan més suggerent.

Fer l'edició en català d'aquesta joia de la literatura parkinsoniana és quelcom que m'omple de goig, i és una oportunitat que no vaig voler deixar perdre quan l'amic Rafael la va oferir, i ha estat fruit del treball en equip amb la Rosa i la Dolors, que pot sortir a la llum.

Miquel Aguilar i Barberà
Vallés Occidental , desembre 1997

INTRODUCCIÓ

El jardiner era anglès i havia passat els cinquanta quan va començar a tremolar-li la mà esquerra. No havia patit altres malalties, no tenia vicis, i a la seva vida havia regit la sobrietat i temprança, per la qual cosa el Dr. Parkinson no va trobar explicació per un cas tan estrany. Poc després, va trobar un pacient similar i, en els anys següents, fins quatre malalts més. El metge curiós, fidel a l'esperit emprenedor de l'època (la història passa a principis del segle XIX), es va proposar desvetllar el secret.

Encara no hem descobert el misteri de la malaltia de Parkinson. Ens acostem, la diagnostiquem, acumulem dades epidemiològiques, coquetegem amb les seves possibles causes i anem guanyant punts en els remeis. Però la malaltia se'ns resisteix. Sembla la història d'un festeig: els científics darrera d'una malaltia que es deixa estimar encara que sense acabar-se de rendir, la veritable etiologia i el seu definitiu tractament.

La informació disponible es immensa i se m'ha ocorregut seleccionar-la divulgar-la... des de l'altre costat. M'he tret la bata per escriure aquest llibre: estava tip de fer només de neuròleg. Ja he escrit altres llibres "científics", i ara vull aprofitar el costat amagat i lúdic de la ciència per proposar una versió diferent de la malaltia de Parkinson. Assumeixo el risc d'incloure hipòtesi pròpies, opinions d'amics i cites dels meus autors preferits. Al cap i a la fi, un home només pot escriure el llibre que porta a dins.

Un clàssic em va ensenyar que el saber (com l'estimar) ha d'estar   amanit (1). I quelcom semblant vaig llegir recentment: el rigor científic ha d'anar acompanyat d'un sentiment estètic, i la veritat, a més de veritable, és divertida (II).

Convençuts per ambdues dites, i amb millor o pitjor fortuna, he intentat aquí ajuntar el coneixement amb l'amenitat. En aquestes pàgines no hi ha mentides, només unes gotes d'imaginació. Potser imaginant solucions, buscant, trobem un dia la veritat que...podria ser inesperada(III).

I. Històries per tremolar

"La malaltia de Parkinson és un producte de la civilització", deien científics de principis de segle, alarmats pel progressiu augment de parkinsonians. Pensaven que la culpa era d'un tòxic nou, que hauria aparegut amb la revolució industrial, i que l'excés de fàbriques estava destruint irreversiblement el medi ambient.

Aquestes hipòtesi eren avançaments ideològics de l'ecologisme que avui ens envaeix, i, ben mirat, podrien tenir una mica de raó (ja ho discutirem més endavant). Però el cert és que a l'antiguitat ja existia la malaltia de Parkinson.

TREMOLORS ANTICS

Tant Hipocrat com Galé (1) havien descrit pacients amb tremolors. Sylvius(II) va observà que, en certs malalts, el tremolor apareixia en repòs ("tremor coactus") mentre que, en d'altres, al realitzar un moviment voluntari ("motus tremulous").

I quelcom semblant deia, un segle després, Sauvages (I): els tremolors de repòs ("palpitacions" els hi deia) desapareixen quan el pacient intenta fer algun moviment.

MARXA TÍPICA I CARA TÍPICA

Alguns malalts del segle XVIII (els descriu Gaubius) caminaven d'una manera que avui definiríem com marxa "festinant" (II), típica de la malaltia de Parkinson. I hi ha pintures o escultures de persona de cara inexpressiva (el símptoma que ara denominem hipomimia (III)); o que mantenen postures inclinades, característicament parkinsonianes.

Aquestes descripcions són aïllades, però descarten que la malaltia de Parkinson sigui conseqüència de la civilització moderna. Sabem que existia ja en segles anteriors, encara que encara no hem aclarit si, per persones de la mateixa edat, hi ha ara més parkinsonians que abans.

La malaltia és, doncs, antiga però no es coneixerà com a tal fins 1817, quan James Parkinson publica el seu famós treball 193.

L'HETERODOXA JAMES PARKINSON

Eren temps dolents per les monarquies europees; a França executaven a Lluís XVI i a Maria Antonieta, i a Anglaterra s'havia organitzat un pla per assassinar al Rei Jordi III.

Però els conspiradors van ser detinguts i la majoria va acabar a la forca; entre els que van aconseguir escapar hi havia el nostre home, un dels primers geòlegs i paleontòlegs anglesos (I), l'exitós editor d'un compendi de química (II) que, en les seves estones lliures, es dedicava a llançar pamflets en contra dels impostos.

Doncs be, aquest eclèctic personatge, James Parkinson (1755-1824), era en realitat un metge general, fill de metge general, que passaria a la història per la genial descripció d'una malaltia que avui porta el seu nom i que ell va denominar a les hores "paràlisi agitant" (III).

I ho va explicar amb el desenvolupament que el caracteritzava. Ja en el pròleg reconeixia sense vergonya que el que publicava eren uns "suggeriments precipitats", per què "en lloc d'experiments havia emprat "simples conjectures".

I admetia també que no havia fet exàmens anatòmics rigorosos, pel que la seva tesi es fonamentava en simples analogies. A sobre es permetia "animar a altres per que ampliessin les seves investigacions". Al cap i a la fi, s'ha de reconèixer que la intuïció (i Parkinson la tenia) és una drecera del coneixement (IV). La hipòtesi ja està plantejada; que després ho demostrin altres, venia a dir.

DESCRIPCIÓ PRECISA I INCOMPLETA

Tradueixo literalment el que James Parkinson deia de la seva malaltia:

"Es caracteritza per una mobilitat involuntària tremolosa, amb disminució de la força muscular, a parts del cos que estan en repòs. Hi ha tendència a inclinar el tronc endavant i que el passeig es converteixi de cop en una carrera. No s'afecten els sentits o la intel·ligència".

La descripció és detallada i, bàsicament, certa, però incompleta. Veurem les seves carències en el capítol de símptomes.

El mèrit de James Parkinson va ser cohesionar en un procés (en un ens morbós (I) , o sigui en una malaltia) una sèrie de símptomes que apareixien aïllats. I rara la precisió amb que explica els símptomes tenint en compte que ell només explorava als seus malalts (si ho hagués fet, no hauria passat per alt la rigidesa). Però tenia tan bon ull clínic que els diagnosticava "al passar pel carrer", així "va descobrir" dos dels casos.

LES PRESONS ESPANYOLES PROVOQUEN PARKINSON

El tercer pacient dels que va descriure Parkinson havia servit a la Marina anglesa i va tenir la desgràcia de perdre una batalla contra les naus espanyoles. No es va ofegar , però el van fer presoner i va estar durant bastants anys a la presó. El soldat, ja vell, insistia en que les penalitats que va patir allà varen ser la causa de la seva malaltia.

Donava, doncs, l'estrés com a possible mecanisme casuístic. També estava interessat en la personalitat prèvia (premòrbida (1)) del seu primer malalt: "hauria portat una vida en la que destacava la templança i la sobrietat".

I ara, un segle i mig després, comença a considerar-se aquesta "hipòtesi psicodinàmica", es a dir, la possibilitat de que alteracions psíquiques o del caràcter intervinguin d'alguna manera en el desenvolupament de la malaltia.

TRÍADA VE DE TRES (II)

Charcot (III) explorava als seus pacients amb un mètode i una meticulositat que en James Parkinson no tenia.

Per això va poder descriure (1880) que els parkinsonians tenien "rigidesa"(IV), un símptoma cardinal de la malaltia que havia passat desapercebut al genial però heterodoxa britànic.

Tampoc li agradava dir "paràlisi agitant" a un procés en el que "ni hi ha paràlisi ni tots tremolen", i va rebatejar el trastorns com malaltia de Parkinson.

Ja s'havia dit que als parkinsonians els hi falta mobilitat, però Wilson (1929) va insistir en que això era especialment important, ho va denominar acinèsia, i ho va posar al mateix nivell del tremolor i de la rigidesa. Els tres símptomes van configurar la dita "tríada clàssica" de la malaltia de Parkinson.

TALLAR LES VENES DEL COLL

Alguns tractaments ordenats per Parkinson espantaven als seus pacients. Imagini's que el neuròleg de l'ambulatori li proposa puncionar les venes del coll per aplicar després els denominats "vesicatoris", uns productes càustics que donen a la ferida un aspecte de bufeta o butllofa "fresca".

Com que s'ha de mantenir la butllofa oberta s'inserta un tros petit de carbó; d'aquesta manera ens assegurem que s'evacua una "quantitat suficient" de pus i sang per què així pugui "descongestionar-se" la medul·la irritada.

PARKINSONIÀ, VINE AMB TREN

Alguns parkinsonians "milloraven", caminant més "lleugers", després d'un trajecte llarg en tren; o, al menys, això va creure veure Charcot.

Va dissenyar, aleshores, una mena de cadira a la que va acoplar una maneta i una sèrie d'engranatges i palanques (figura 1, al principi del capítol).

El pacient s'asseia, un ajudant feia girar la maneta i el mecanisme feia un moviment, una mena de "traqueteig" que recordava al dels trens. L'artilugi va ser batejat com "chaise trépidante (cadira trepidant o tremolosa") però no va ser precisament un èxit com a tractament (aparentment) (1).

ES DESCOBREIX EL DANY CEREBRAL

El mateix Parkinson reconeixia que no li agradaven les autòpsies ni les sales de dissecció. Aquesta llacuna en Anatomia podria explicar els seus errors al localitzar el dany original. Pensava que la malaltia atacava el bulb i la medul·la espinal del coll, zones de pas dels impulsos que el cervell ordena als membres, que per això quedarien interromputs.

Va ser Tretiakoff (1919) qui va descobrir que la lesió bàsica s'assentava en la substància nigra (II), una zona petita del mesencèfal (la part alta del tronc cerebral) que es deia així pel color obscur que li dona el seu alt contingut en ferro.

Aquesta pigmentació va disminuint amb el pas del temps en totes les persones, però aquesta pèrdua resulta espectacularment ràpida en els pacients amb la malaltia de Parkinson.

En cadàvers pot distingir-se, a simple vista, la diferència entre el mesencèfal d'un subjecte normal (amb aquesta zona obscura) i un parkinsonià (molt pàlida); i per això no es necessita ni microscopi ni tincions especials.

FALTA DOPAMINA

La substànica nigra va perdent pigment a mesura que van morint les neurones. Aquestes neurones produeixen un neurotransmisor(I), la dopamina; lògicament, quan van quedant menys cèl·lules, hi ha menys quantitat del neurotransmisor.

Carlsson i Hornikyewicz, a finals dels anys 50, van descobrir que en el cervell dels parkinsonians hi havia poca dopamina. A partir de llavors, s'investigà buscant fàrmacs que puguin augmentar la concentració d'aquest neurotransmisor en el sistema nerviós.

UNA PEL·LÍCULA AMB BASE REAL

Qui ha vist la pel·lícula "Despertares" o ha llegit la novel·la original , té una visió aproximada (una mica exagerada) del que experimenta un parkinsonià quan per primera vegada pren levodopa. Aquesta substància va ser utilitzada en malalts a partir de 1961(II), obtenint-se èxits espectaculars en malalts fins llavors desnonats.

La levodopa és un precursor de la dopamina, el neurotransmisor que li falta als parkinsonians. Quan es pren via oral, la levodopa es converteix en pocs minuts en dopamina i aquesta pot ser utilitzada pel cervell. Es compensa així la deficiència que té i la mobilitat del subjecte millora impressionantment, sobre tot en els primers mesos de tractament.

La malaltia de Parkinson va ésser així el primer trastorn degeneratiu del sistema nerviós en el que s'aconseguia un tractament simptomàtic eficaç.

LLUNA DE MEL I LLUNA DE FEL

Durant bastants mesos (fins un o dos anys) els resultats del tractament són molt bons, sorprenents pel pacient i els que el coneixen. Això és el que, en to poètic no exempt d'ironia, es coneix com "lluna de mel".

Però desgraciadament, poc a poc la levodopa comença a perdre eficàcia. Cada cop es necessita més quantitat de medicament per mantenir una mobilitat acceptable. Fins i tot en dosi altes, els efectes duran poc. S'està iniciant la temuda "lluna de fel" del pacient i el seu medicament.

En els mesos següents, aquests temps de "bon efecte" es va reduïnt progressivament i el parkinsonià es fa "dosi depenent": només està be pocs minuts després de cada presa del fàrmac. Més endavant, ni tan sols està segur de quan li fa efecte la medicació. Les seves possibilitats de moviment són cada cop més petites i, a més, no pot preveure quan estarà be i quan estarà malament.

Aquestes oscil·lacions de la seva capacitat s'acompanyen d'altres trastorns , uns deguts a l'increment de la dosi i altres per la pròpia evolució de la malaltia: té al·lucinacions, perd memòria, fa gestos amb la cara o postures rares amb el peu, etc. Al final el pacient pot quedar postrat en un butaca, o fins i tot al llit, incapaç quasi de fer qualsevol moviment.

NOUS TRACTAMENTS

Per fortuna, la situació ha millorat notablement. La levodopa s'utilitza més racionalment (es retarda la seva administració, es fa a dosi baixes, es fan servir formes retardades).

I han aparegut nous fàrmacs (agonistes i altres ajudants) que resulten avui imprescindibles. L'estratègia de tractament cal que "es dissenyi individualment" per evitar, o al menys retardar, les complicacions.

El parkinsonià que comença a tractar-se ha de tenir una idea clara: primerament ha d'exigir al seu metge que "no faci malbé" la seva malaltia, que no faci servir una quantitat excessiva de medicament, que "cremaria" prematurament les reserves disponibles. Qualsevol neuròleg coneix i aplica aquestes normes (I), i, afortunadament, també va essent conegudes per quasi tot el personal sanitari.

Als diverses aspectes actuals del tractament (mèdic, rehabilitador i quirúrgic) dedico varis capítols (IX al XVII). I els tractaments del demà són gairebé els d'avui: no es perdin l'esperançador capítol XX ("Qualsevol temps futur serà millor"), escrit per qui té autoritat per fer-ho, el Dr. Román Alberca.

CÈLEBRES PARKINSONIANS

Molts personatges famosos van patir la malaltia de Parkinson. Entre ells destaquen els polítics (pot ser que la seva especial dedicació tingui quelcom a veure en això?).

El primer il·lustre parkinsonià que coneixem era alemany, polític i filòsof del llenguatge: William Humboldt (1767-1835).

Va escriure una sèrie de cartes (119) en les quals explica detalladament la seva malaltia, en alguns aspectes, la seva descripció dels símptomes és quasi tan completa com la de l'assaig de James Parkinson que, òbviament, no coneixia.

En aquesta correspondència, parla del tremolor de repòs, dels problemes que li provocava escriure, d'un "entorpiment especial" que li dificultava executar moviments complexes amb rapidesa. A més de comentar amb lucidesa la seva acinèsia, va ser el primer en parlar de micrografia.

També se'n va adonar de la típica postura parkinsoniana i, probablement, es referia a la rigidesa quan parlava de que experimentava "una tremolor interna que els demés no poden veure i que distorsiona la continuïtat dels seus moviments".

Però ell no pensava que es tractava d'una veritable malaltia sinó d'un "procés d'envelliment accelerat, degut a la mort de la seva esposa" (també aquí avançava la moderna hipòtesi de que l'estrès pot ser un mecanisme productor de la malaltia).

Els espanyols de més de quaranta anys van poder seguir com va evolucionar la malaltia de Parkinson del general Franco a través del noticiari setmanal (el cèlebre No-Do) o per televisió. Adolf Hitler i Mao-Tse-Tung són altres polítics afectats.

Entre els no polítics (encara que en certa manera ho són), podem citar al Papa Wojtila (Juan Pablo II) i al boxejador Cassius Clay (Mohammed Ali); aquest últim no està clar que es tracti d'una malaltia de Parkinson , sinó que podria ser un "parkinsonisme" d'origen traumàtic la causa de la seva tremolor i rigidesa del púgil.

Es sap, que els múltiples traumatismes craniencefàlics, provoquen lesions repetides de mida microscòpica fins que acaben per danyar irreversiblement la substància nigra o zones més àmplies del cervell (en aquest cas es produiria a més un dèficit de memòria i altres funcions intel·lectuals, el que es denomina demència (I) pugilística).

II. Què és la malaltia de Parkinson?

La malaltia de Parkinson és un procés neurològic crònic; es caracteritza per una lesió anatòmica (a la substància nigra), un dèficit bioquímic (falta dopamina) i una sèrie de símptomes, que són conseqüència de tot lo abans esmentat (tremolors, rigidesa, hipocinèsia(i)).

LA SUBSTÀNCIA NIGRA EMPAL-LIDEX

En la malaltia de Parkinson i en els "parkinsonians" (II) la zona que més s'altera és la substància nigra(III), situada a la part del tronc de l'encèfal (que es coneix per com mesencèfal). Les seves neurones contenen molt ferro, per la qual cosa són més fosques del normal, i produeixen dopamina(IV).

En la malaltia de Parkinson les neurones de la substància nigra es van morint ràpidament, amb el que aquesta zona es torna més pàl-lida , cada vegada produeix menys dopamina(I), i costa més la connexió de la substància nigra amb l'estriat. Això és el que produirà els principals símptomes de la malaltia de Parkinson: la rigidesa, la tremolor, la dificultat per realitzar determinats moviments.

La majoria de vegades no es sap per què moren les cèl-lules de la substància nigra, i es parla de malaltia de Parkinson o parkinsonisme "idiopàtic" (II).

¿MALALTIA DE PARKINSON O SÍNDROME PARKINSONIÀ?

Són dues coses diferents, encara que en algunes persones coincideixin les dues. La malaltia de Parkinson és el procés que va descriure James Parkinson (193) el 1817, acostant-s'hi bastant.

Sabem que es produeix una degeneració (III) primària de la substància nigra, hem avançat molt en el seu diagnòstic i tractament però no sabem encara la causa o etiologia precisa (segueix sent una malaltia "idiopàtica".

Per altra banda, hi ha malalties o processos diferents a la malaltia de Parkinson però que es presenten amb símptomes assemblats. Es parla aleshores de que tenen un síndrome parkinsonià o un "parkinsonisme" (o sigui, un conjunt de símptomes similar al dels que pateixen la malaltia de Parkinson) (I).

MOLTES CAUSES PER UNA LESIÓ

En els "parkinsonians" la lesió principal és la mateixa, la substància nigra, però hi ha causes conegudes: tumors, infeccions, tòxics (intoxicació per monòxid de carbó), o fàrmacs (és molt freqüent observar un veritable síndrome parkinsonià en subjectes que han pres de forma prolongada determinats medicaments).

Per això, alguns casos de síndrome parkinsonià requereixen un tractament diferent a la malaltia de Parkinson, o fins i tot poden ser reversibles: poden "curar-se" o millorar espontàniament al suprimir el factor que els provoca.

MARCADORS DE LA MALALTIA

En la veritable malaltia de Parkinson, les neurones malaltes tenen sempre unes partícules peculiars, petites inclusions eosinòfiles que es denominen cossos de Lewy.

No es sap si la causa és un defecte de la pròpia neurona o si es tracta d'una toxina externa que la lesiona, però sempre hi són; els cossos de Lewy són, doncs, veritables marcadors (II) de la malaltia de Parkinson (III).

DESPRÉS DELS 100 ANYS, ¿TOTS PARKINSONIANS?

En el que sí que hi ha acord és en que el Parkinson és una malaltia de la segona meitat de la vida. Hi ha una degeneració que podríem dir-ne "normal" de la substància nigra amb el pas dels anys.

A un parkinsonià només li queden, aproximadament, 100.000 cèl·lules en la seva substància nigra.

Des de que naixem anem perden cèl·lules, de manera que una persona "normal" de 80 anys en té només 200.000. Això vol dir, al menys, que l'edat fa més vulnerable el Parkinson.

Es planteja a més una qüestió clau: si un nen té 425.000 cèl·lules i un avi "normal" només 200.000, el que fóra lògic, és que es seguissin perden neurones amb el pas del temps.

I si arribéssim a viure 100-150 anys, ¿fórem tots parkinsonians?.

PARKINSON I QUELCOM MÉS

L'expressió Parkinson "Plus" (Parkinson i quelcom més) s'aplica a aquelles malalties neurològiques que, a l'igual que la malaltia de Parkinson, són degeneratives i de causa desconeguda, però en les que, a més del dany de la substància nigra, es produeixen lesions molt importants en altres centres i vies nervioses, com diversos nuclis del tronc de l'encèfal , l'escorça cerebral, el cerebel o la via piramidal.

Són malalties més greus que la malaltia de Parkinson per què les lesions són més extenses i intenses, són del tipus degeneratiu (envelliment prematur de les neurones), no hi ha tractament definitiu i els medicaments simptomàtics, que alleugeren bastant la malaltia de Parkinson, aquí són menys efectius.

NO TOTES LES TREMOLORS SÓN MALALTIES DE PARKINSON

Per molts, totes les tremolors són "Parkinson", i aquest perjudici, cal que sigui desterrat d'immediat.

Quan una persona comença a tremolar, els seus familiars, coneguts i fins i tot alguns professionals sanitaris, acostumen a "diagnosticar" ràpidament (i moltes vegades, de forma equivocada) que es tracta d'una malaltia de Parkinson.

Es cert que la majoria dels pacients amb malaltia de Parkinson tremola, però hi ha moltes tremolors que no tenen res a veure amb aquesta malaltia: tremolor fisiològic, essencial, timopàtic, cerebel-lós, etc (vegi's el capítol VII sobre "Diagnòstic").

NO TOTS ELS PARKINSONIANS TREMOLEN

¿Com vols que sigui malaltia de Parkinson si no tremola?. Tots els neuròlegs hem sentit això moltes vegades, després de diagnosticar una malaltia de Parkinson del predomini hipocinètic-rígid (o sigui, en la que predomina l'absència de moviments o la rigidesa però sense tremolor).

De fet, el més característic de la malaltia de Parkinson no és la tremolor si no la manca de mobilitat (hipocinèsia o acinèsia) que acostuma, a més, a ser el primer símptoma en aparèixer.

El que passa és que la hipocinèsia passa desapercebuda al principi, mentre que la tremolor, molt més "cridanera", és el primer en fer pensar al pacient, o als seus familiars, que quelcom no marxa bé. La major part dels pacients va al metge quan apareix la tremolor, però aleshores acostuma a haver-hi una rigidesa o una manca de mobilitat que l'especialista no passarà per alt.

Hi ha molts malalts de Parkinson que mai arriben a tremolar, o que tremolen poc, i aquests són els casos més difícils de diagnosticar; es retarda així el benefici que obtindrien amb un tractament adequat.

NO TOTS ELS PARKINSONIANS SÓN VELLS

La malaltia de Parkinson acostuma a començar al voltant dels 60-70 anys, però d'altres comencen molt abans, fins i tot als 20 o 30 anys.

Aquests casos juvenils són molt estranys i, sempre que trobem un pacient jove amb síndrome parkinsonià, cal suposar, fins i tot que no es demostri el contrari, que no es tracta d'una malaltia de Parkinson, i esgotar la recerca d'altres causes.

III. Qui són el que pateixen la malaltia de Parkinson?

Ignorància és el que amaga el metge quan diu que una malaltia és "idiopàtica". La malaltia de Parkinson és "idiopàtica", el que simplement vol dir que no sabem encara la seva causa (la seva etiologia). Malgrat tot, sí que coneixem bastant els mecanismes pels quals es desenvolupa (la seva patogènia), o la freqüència amb la que surt i com es distribueix en els diferents països i els seus grups humans (l'epidemiologia).

EL RASTRE EPIDEMIOLÒGIC

Quan no sabem que és el que produeix una malaltia, recorrem a l'epidemiologia.

Ens dediquem a aleshores a estudiar, i a treure conclusions, de la manera que es distribueix segons factors com l'edat i el sexe (¿es més corrent en joves o en vells?) ¿en dones o en homes?); o si predomina en certes àrees geogràfiques o socio-culturals (si s'afecten més els del nord o els del sud, els europeus o els africans, els habitants de la costa o els de l'interior).

Altres tenen més en compte la diferència entre les races (hi ha malalties que són més normals entre els jueus, en negres o en blancs) o en determinades característiques individuals (alimentació, nivell d'educació, consum de tabac, etc.).

El fet de que es doni més en determinats grups pot orientar-nos a trobar un factor casuístic que predomini en aquest conjunt de població.

UNA COMUNITAT NOMBROSA

El neuròleg de l'ambulatori veu quatre o cinc parkinsonians per cada malalt amb esclerosi múltiple o tumor cerebral. Després de les afeccions cerebro-vasculars i de les epilèpsies, la malaltia de Parkinson és el trastorn neurològic més freqüent.

Els estudis epidemiològics (I) ens parlen del nombre de casos "nous" que apareixen cada any (incidència) i del nombre de casos que hi ha en un moment determinat (prevalença) (II).

En una ciutat de 100.000 habitants, cada any apareixen 20 casos nous de malaltia de Parkinson (diem aleshores que la seva incidència és del 20 per cent mil) (III). Però aquests casos nous s'acumulen òbviament als d'anys anteriors, per la qual cosa, en un moment donat, en aquesta ciutat teòrica de cent mil habitants, el nombre de persones afectades per la malaltia és molt més gran, aproximadament 200 (diem que la prevalença és del 200 per cent mil).

En una província petita, com Granada (800.000 habitants), hi hauria uns 1600 afectats. Les persones de més edat es troben més afectades i les xifres es disparen: entre les persones majors de 55 anys, un de cada 100 té la malaltia de Parkinson 188, i entre els de més de 65 anys, les xifres es dupliquen (el 2% són parkinsonians).

(i) El que sap bastant d'epidemiologia és el meu amic Jesús Acosta. En el capítol 19 parla d'aquest tema amb més criteri, i amb experiència directa; si el lector troba alguna contradicció entre el que un i altre diem, l'equivocat sóc jo.

(II) Incidència és el número de casos nous d'una malaltia que apareixen cada any. Prevalença d'una malaltia és el número de pacients que hi ha en un moment donat en una zona determinada. Habitualment es parla per cada 1.000 o 100.000 habitants.

(III) Les estadístiques varien segons els autors i grups ètnics analitzats; habitualment es dona una prevalença entre 84 i 270 per cent mil habitants 171.

UN MILIÓ D'ESPANYOLS TINDRÀ PARKINSON

Si apliquem a tot Espanya aquestes xifres de prevalença i incidència, això vol dir que, en aquest moment hi ha més de 80.000 espanyols amb Malaltia de Parkinson i que cada any se'n afegiran uns 8.000 més.

Si, a més, tenim en compte l'expectativa de vida de la població general (de 74 a 79 anys) podríem calcular el risc de desenvolupar la malaltia en qualsevol moment de la vida per una població determinada.

Segons aquests càlculs, per una població de la nostra raça (causcàssica), el risc d'arribar a patir la malaltia de Parkinson és de 2.400 casos per 100.000 habitants, es a dir, del 2.4% 105,151 . Això suposa que dels 41 milions d'espanyols actuals, més d'un milió tenen o tindran la malaltia de Parkinson en qualsevol de la seva vida.

HOME BLANC DEL NORD QUE VIU EN EL CAMP

Les diverses estadístiques acostumen a demostrar que entre els parkinsonians hi ha més homes que dones i més blancs que negres; i que els habitants de les regions del nord o de zones rurals s'afecten més que els que viuen en el sud o en ciutats.

La diferent afectació segons el sexe és en general menys rellevant, menys en els estudis realitzats a la Xina** a on els homes estan molt més afectats que les dones (fins es triplica el nombre de casos).

S'ha estat pensant si la pigmentació de la pell protegeix de la malaltia de Parkinson. Els negres de l'Àfrica la van patir en menor freqüència que els blancs, però també menys que els de la mateixa raça que viuen als Estats Units 225.

El que es diu que viure al camp és saludable, és un falç mite, al menys al referent a la malaltia de Parkinson. Entre els que viuen a zones rurals hi ha més parkinsonians 20, encara que sembla que amb el que es relaciona més és amb l'ús local de pesticides.

FRUITA SÍ, AIGUA DE POU NO

Per prevenir la malaltia de Parkinson cal prendre molta fruita i evitar veure aigua de pou.

Al menys aquesta és la conclusió que alguns estudis epidemiològics han arribat, on es demostra que els parkinsonians mengen poca fruita i verdures i duran la seva infància han begut com a beguda habitual aigua que procedia de pous (I).

MENYS MIGRANYES I MENYS TUMORS

Es estrany que un parkinsonià tingui migranyes. El cert és que els que tenen migranyes milloren a partir dels 50-60 anys, època en que acostuma a aparèixer la malaltia de Parkinson però, de totes formes, hi ha una relació negativa entre ambdós processos. Tan mateix passa amb els tumors o neoplàsies, que són menys freqüents del que era previst en malalts de Parkinson.

FUMAR ÉS UN PLAER

La cupletista de la famosa pel·lícula (I) tenia raó: fumar es un placer. I ho avalen grans investigadors: el plaer de fumar es produeix per dos mecanismes. Un es coneixia feia temps: la nicotina augmenta en el cervell la quantitat de dopamina, precisament la substància que els hi falta en els parkinsonians.

I el segon mecanisme s'ha trobat recentment 84, hi ha quelcom en el fum de la cigarreta , que no és només la nicotina , que produeix addicció , i que disminueix els nivells de l'enzim MAO B; i quan baixa aquest enzim, puja la dopamina (II). Això explicaria per què hi ha menys risc de Parkinson entre els fumadors. Això també facilita que l'alcohol (i la cocaïna) resulten més agradables per els fumadors.

RATES FUMADORES

Fumadores passives, s'entén. Alguns investigadors exposen les rates al fum del tabac o els hi administren nicotina directament i estudien els canvis produïts be en els seus nivells de dopamina o en els efectes de determinades lesions "parkinsonoides" els hi provoquen.

En quasi tots els casos, el tabac i la nicotina produeix un augment de les substàncies que manquen en la malaltia de Parkinson 135,226.

TABAQUISTES I ANTITABAQUISTES

Està escrit a totes les capses de tabac: fumar perjudica la salut: i tots estem d'acord: en conjunt, el tabac és més dolent que bo. Però hi ha molta gent que defensa que quelcom bo té. Els fumadors tenen menys possibilitats de patir colitis ulcerosa, malaltia de Parkinson o malaltia de Alzheimer (I).

Pel que fa el Parkinson, no s'ha trobat a ningú que digui que n'hi ha més entre els que fumen. Hi ha un grup que no troba diferències clares entre els fumadors i els no fumadors 95,206,208,232.

Però la majoria d'autors, en major o menor mesura, amb una o altre explicació, ha trobat que a més del tabac, menys Parkinson, i són moltes les cites 21,46,50,62,103,110,117, 129,137,146,184,222,243.

LA DOPAMINA AUGMENTA EL DESIG

Alguns prenen la causa per l'efecte. Diuen que a aquells que els hi ve de gust fumar és per què "prèviament" tenen ja uns nivells alts de dopamina. I que, al contrari, les persones que ja tenen poca dopamina (els parkinsonians o pre-parkinsonians) tindrien menys desig de fumar.

Aleshores, també podria ser que hagin deixat de fumar per què estant començant a tenir la malaltia de Parkinson 174 . ¿I no serà que per deixar de fumar va aparèixer el Parkinson?. Això sembla demostrar un fet curiós descrit recentment 44: si a un fumador empedreït se li suprimeix el tabac de cop, després d'un breu interval d'abstinència apareixeran símptoma motors semblants als parkinsonians.

De fet, el Parkinson és freqüent entre ex-fumadors 174: ¿Pot ser per què han abdicat d'unes tendències psicològiques prèvies?.

TABAC EN EL MANICOMI

Als esquizofrènics sel's hi donen determinats medicaments (neurolèptics) que acostumen a produir-els-hi un cert grau de parkinsonisme.

Doncs bé, s'ha demostrat que els esquizofrènics que fumen desenvolupen menys parkinsonisme encara que sel's hi administri tranquilitzants a dosi més elevades i durant més temps 62,77,222.

TABAC PEL PARKINSONIÀ

Ja sé que tot el que us diré pot ser pres en contra meu per les lligues antitabac, però els fets són tossuts i el hi dono suport bibliogràfic: si donem una cigarreta a un parkinsonià milloren els seus símptomes durant deu o vint minuts 126.

També els hi va bé, encara que els resultats són menys clars mastegar un xiclet de nicotina o col.locar-li un pegat de nicotina 78 .

I, a més, els fumadors conserven millor la oïda, probablement per què el tabac augmenta la melanina de la substància nigra i de la còclea 107 .

UN MEDICAMENT ANOMENAT NICOTINA

Un representant de Tabacalera es va atrevir a dir públicament que el tabac tenia algunes virtuts i va ser escridassat per nombrosos medis de comunicació, i pels militants antitabac. Però, al menys en part tenia raó.

No es tracta de induir a ningú a fumar, però és un fet científic incontrovertible que, en la seva forma més pura, la nicotina té potents accions (I) que poden ser utilitzades terapèuticament 138,158.

La nicotina influeix en el processament de la informació cerebral a través, de diferents processos, com l'atenció, l'avaluació de l'estímul i la selecció de la resposta . També és possible que els efectes predominants de la nicotina variïn d'un individu a un altre, a l'igual que persones diferents fumen per motius diferents 158.

S'ha demostrat en autòpsies que en determinades àrees cerebrals (escorça frontal i temporal, hipocamp i nucli caudat) els receptors de nicotina estan disminuïts en parkinsonians i en pacients amb la malaltia d'Alzheimer 209.

I que la nicotina administrada crònicament augmenta aquests receptors, el que fa que s'obri el camí per a ús terapèutic en determinades malalties neurològiques degeneratives 129,250.

Més encara, entre els parkinsonians n'hi ha uns que tenen demència i uns altres que no. Doncs bé, entre els fumadors hi ha menys parkinson, però si els hi agafa parkinson és menys probable que els agafi en la forma de demència associada (que és més freqüent entre els no fumadors) 222.

No sabem de la forma en que ho fa, però el que queda clar és que la nicotina protegeix o produeix millores en la malaltia de Parkinson, malaltia d'Alzheimer, malaltia dels tics de Gilles de la Tourette, colitis ulcerosa i apnea de la son. La nostra certesa sobre aquests beneficis és variable, però cal investigar altres aplicacions terapèutiques d'aquesta interessant substància 137,186.

NI FUMEN, NI BEUEN NI...

Altres diuen que els parkinsonians homes són molt rars. Que tenen una personalitat especial des d'abans de caure malalts (I) i que per això eviten consumir tòxics com el tabac i l'alcohol, encara que toleren hàbits socials més acceptats, com el cafè 140 .

Per què tampoc beuen molt: a l'igual que el tabac , hi ha un menor consum d'alcohol entre els parkinsonians 183,244. I això enllaça amb la personalitat premòrbida... i postmòrbida.

ELS PARKINSONIANS MÉS CONEGUTS

Fins ara hem parlat de suposades causes o etiologies de la malaltia de Parkinson, sense que cap s'hagi comprovat, per això dient que segueix sent idiopàtica.

Hi ha , si més no, altres parkinsonians (amb símptomes semblants encara no identificats a la veritable malaltia de Parkinson) que sí que tenen una causa concreta, plenament identificada, ja sigui un tòxic, un medicament, una infecció o algun altre tipus de malaltia.

Així , doncs, hi ha parkinsonismes que es veuen associats a malalties infeccioses (diverses encefalítis), metabòliques (hipoparatiroidisme, malaltia de Wilson amb acúmul de coure), vasculars (infarts múltiples de la base del cervell) o degeneratives (els denominats parkinsonismes "plus" en els que a més de la substància nigra s'afecten altres centres o vies nervioses). Els parkinsonismes més freqüents, són els produïts per l'ús prolongat de diversos medicaments (vegi's més endavant). En ocasions el parkinsonisme és conseqüència de tumors (dels ganglis de la base) o de diverses intoxicacions (MPTP, monòxid de carbó).

MALALTIA PROFESSIONAL DE BOMBERS

Ho vaig trobar en una de les meves navegacions per Internet (I): un grup de bombers estava buscant informació per aconseguir que les autoritats sanitàries consideressin el Parkinson una malaltia "professional" dels apagafocs.

La meva primera impressió va ser la incredulitat, però després vaig veure que fos un disbarat tan gros. ¿No s'ha demostrat que la intoxicació per monòxid de carbó produeix parkinsonisme? ?

Quant monòxid, i altres gasos tòxics, inhala un bomber durant tota la seva vida professional?. No només no és un disbarat , si no que resulta lògic, i a més just donar suport a aquesta associació: tindran el meu vot.

AQUELLS MEDICAMENTS VAN PORTAR AQUEST PARKINSON

Davant del metge s'asseu una persona sospitosa de malaltia de Parkinson: el primer que cal fer és una llista dels medicaments que està prenent o dels que hagi pres en anys anteriors.

Per què molts medicaments produeixen o avançen la malaltia de Parkinson, o la mantenen o l'empitjoren . I això es veu més en persones de més edat. Els més comuns són: hipotensors, calç-antagonistes, psicolèptics, alguns sedants (com lorazepam o sulpiride), antivivertiginosos i antiemètics.

Curiosament, en els joves aquests mateixos fàrmacs acostumen a produir quadres distònics o estranys. Si una persona comença amb moviments involuntaris (ja es tracti de tremolors, tics o altres) cal preguntar-li sempre si ha pres algun d'aquests medicaments.

EL CAS DE L'HEROÏNA ADULTERADA

El pacient de la sala d'urgències (un hospital californià, estem a 1982) (I) era un jove heroinomen però semblava un vell parkinsonià: a part de la tremolor, la seva manca de mobilitat era impressionant, estava "congelat" i incapaç de parlar.

Es tractava d'un cas de Parkinson aparentment típic... si tingues 60 o 70 anys. Aleshores el pacient va aconseguir per senyes que li deixessin un llapis i paper , sobre el que amb mà tremolosa va escriure: "La meva promesa Anna està igual que jo".

L'Anna tenia 32 anys i la van trobar a casa seva en el mateix desesperant estat de rigidesa i tremolor (II). Ambdós eren drogaaddictes , però ¿com era possible que dos joves haguessin desenvolupat, a la seva edat i en poc temps, una malaltia crònica pròpia de persones grans?.

El misteri va comença a desvelar-se quan van aparèixer altres casos de joves parkinsonians tots ells procedents del món de la droga. Quelcom havia produït un trastorn que els símptomes eren idèntics als de la malaltia de Parkinson, i fins i tot les lesions anatòmiques (en alguns que van morir) eren molt similars.

Les investigacions varen portar a un lloc comú: tots havien consumit una heroïna sintètica, que havia estat adulterada. I finalment es va trobar el tòxic causant: la MPTP (metilfenil-tetrahidro-piridina).

ANIMALS AMB PARKINSON

La desgràcia d'aquells joves drogaaddicte va ser , malgrat tot, molt beneficiosa per a l'investigació de la malaltia de Parkinson. Ja disposàvem d'un model de Parkinson "artificial", reproduïbles en animals, indispensable pels avenços en el coneixement de la malaltia.

Curiosament, la MPTP reprodueix la malaltia de Parkinson en primats, i en les rates velles, però no en les joves. D'aquí va sortir una hipòtesi etiològica: ¿Està produïda la malaltia de Parkinson per un tòxic present a l'alimentació o a l'entorn , i que la seva acció es manifesta tard, quan les cèl·lules s'han anat fent vulnerables per l'edat?.

EL PARKINSONIÀ NEIX O ES FA?

Hem vist doncs, la possibilitat de que factors ambientals predisposin, provoquin o facilitin l'aparició de la malaltia de Parkinson. Basant-nos en que alguns grups tenen més proporció de malaltia de Parkinson que altres es pensa que pot haver-hi una relació amb determinats factors ambientals (es més propens en homes, blancs, habitants de zones del nord, etc...)

LA FORÇA DE LA SANG (I)

Es troben amb freqüència casos de parkinsonisme familiar 90, i el 15% dels parkinsonians tenen un parent que en pateix 188 . El factor genètic ha de ser tingut en compte en la malaltia de Parkinson, encara que no s'ha trobat cap tipus d'herència mendeliana.

La polèmica sobre ambient i herència segueix oberta. El més probable és que la causa de la malaltia de Parkinson sigui multifactorial, o sigui, que hi hagin diversos factors, genètics i ambientals, que coincideixin en una persona que ha de desenvolupar la malaltia.

SUCCÉS O PROCÉS?

Si s'admet l'hipotesi de que un factor ambiental específic produeixi la malaltia de Parkinson en subjectes més o menys predisposats genèticament, la pregunta que es un es fa és quan temps ha d'estar actuant. N'hi ha prou en que el futur malalt hagi estat en contacte una sola vegada amb el tòxic o és necessari que estigui en contacte amb ell durant setmanes, mesos o anys?. En total, el que causa la malaltia és un succés o un procés?.

NO HI HA RES QUE PASSI EN VA

I si fossin una sèrie d'esdeveniments? Coses que ens van passant durant la vida , podrien, imperceptiblement , anar deixant petjada a la nostre substància nigra. Per què res succeeix en va.

Hi ha medicaments per migranyes (la flunaricina, la cinaricina) o determinats tranquilitzants (haloperidol, sulpiride) que no s'han de donar a gent molt gran (o fer-ho només per necessitat especial, i en períodes curts i a dosi baixes) per què "produeixen" Parkinson. Tan mateix, aquests mateixos fàrmacs antimigranyosos o tranquilitzants es fan servir molt àmpliament en persones joves per què "no els hi produeix" parkinsonisme.

Potser els joves reaccionen de forma diferent? No pot ser que determinats medicaments "maten" un determinat número de "cèl·lules de la substància nigra i, "com que els joves en tenen de sobra no els hi produeix símptomes.

La malaltia de Parkinson surt quan hem gastat la nostra compte bancària en neurones de la substància nigra. "Es notarà" quan haguem perdut un 80%. Però a lo millor, una dona de 30 anys amb "migranya" que va al metge i rep flunaricina durant 6 mesos ha perdut un 10% de les neurones de la substància nigra "sense que es noti", però es com si "hagués envellit més d'una dècada" en el que a la possibilitat de parkinsonisme es refereix.

I així altres coses: aquest estiu que vàrem passar al camp, bevent aigua del pou, no mataria cents, mils o desenes de milers de neurones sense donar-nos compte?. O el "refredat" que vàrem patir per Nadal (té aquest virus afinitat per la nostra substància nigra?). I aquesta mala estona quan vàrem suspendre les oposicions , quantes cèl-lules es perden en cada situació d'estrés? quantes cèl-lules mata cada setmana un cap exigent o un cònjuge insuportable? Res succeeix en va . I així "suma i sigue" o "resta i sigue" fins que als 55 anys el pacient ha gastat el que hauria hagut de durar-li 120 anys. I ja s'ha convertit en un parkinsonià.

Alguns neixen amb més neurones (o més resistents) que altres (per això hi ha "tendències" familiars per patir la malaltia de Parkinson: és com el que neix en una família "pobre"), però serà la suma de "despeses" de despilfarrament cel-lular que faci durant la seva vida, el que anirà esgotant aquest compte bancari.

Depèn de que l'individu s'hagi exposat a tal o qual substància o medicament, o situació (unes conegudes, altres no, unes més "costoses" en material cel-lular que altres) per que vagi disminuint el seu cabdal, fins que apareguin senyals d'alarma: els símptomes inicials.

IV. Els símptomes principals

Els símptomes clàssics de la malaltia de Parkinson són tres: tremolor, rigidesa i hipocinèsia (escassa mobilitat). Aquesta "triada clàssica" (I) és el que els primers neuròlegs consideren característic i així consta a tots els manuals mèdics de vint anys enrera.

ELS TRES MOSQUETERS EREN QUATRE (II)

Més tard es varen adonar de que quasi tots els parkinsonians arriben a perdre els reflexes posturals, els que permeten variacions automàtiques de posició per adaptar-la a noves situacions. I es va decidir apujar la tríade a tètrade (III), tremolor, rigidesa, hipocinèsia i alteració de reflexes posturals.

No hi ha regles fixes sobre quin és el símptoma per el qual comença la malaltia ni sobre l'ordre en que van apareixen els altres, o en quina intensitat ho fa. Fins i tot pot ser que un dels símptomes no apareguin mai o ho faci molt lleument. Hi ha , en canvi una regla pràcticament universal: els símptomes, siguin els que siguin tindran un començament insidiós i una progressió molt lenta.

(i) Tríade significa conjunt de tres símptomes. La tríade "clàssica" (o tradicional) de la malaltia de Parkinson és la tremolor, la rigidesa i la hipocinèsia.

(ii) Com tothom sap, en la famosa novel·la de Dumas, els tres mosqueters eren quatre; el mateix passa amb els símptomes clàssics de la malaltia de Parkinson.

(iii) Tétrada significa conjunt de quatre símptomes, els més característics d'una malaltia. En la de Parkinson, la tètrada queda ja integrada en la tremolor, la rigidesa, la hipocinèsia i l'alteració de reflexes posturals.

L'ICEBERG DEL PARKINSON

El Parkinson, com la processó , va dintre. Es poden perdre més de la meitat de les neurones de la substància nigra sense que el pacient ni els seus familiars apreciï cap símptoma.

De fet, la malaltia no apareix com a tal fins que no s'ha perdut més d'un 70% de les cèl·lules.

Degut a aquest "marge de seguretat" el principi dels símptomes serà sempre insidiós. Per això la malaltia de Parkinson ha estat comparada a un iceberg 49: al principi els símptomes són poc aparents en comparació amb el mal que ja s'ha produït a la substància nigra.

Els canvis inicials poden ser molt subtils: el pacient "es mou menys que abans", o s'observa que camina una mica més encarcarat, o es manté molt més temps en la mateixa postura .

Els "veritables símptomes", els que arriben a preocupar o determinar la visita al metge, no s'aprecien fins anys després.

PENSAVA QUE ERA "REUMA" O "DEPRESSIÓ"

Les primeres molèsties consisteixen, generalment, en dolors difusos, cansament i reducció de l'activitat que fins ara feia. Això fa que es confongui amb "artrosi" o depressió.

El diagnòstic acostuma a fer-lo un amic o parent que feia mesos que no veia al pacient i ara, al contrari, se'n dona conte de com ha disminuït la seva capacitat de moviment: el troba amb la cara inexpressiva , que parla més suaument o d'una manera monòtona, que té les mans més feixugues, o que s'encalla a l'entrar o sortir d'un cotxe.

EL QUÈ AVISA ÉS LA TREMOLOR

El què més crida l'atenció és la tremolor, que surt a 7 de cada 10 pacients, i que al principi afecta només a un costat. Altres símptomes freqüents al principi són la rigidesa, la hipocinèsia, la pesadesa manual i les alteracions de la marxa.

La tremolor predomina sempre en repòs. Surt amb un cert relaxament, amb una freqüència d'entre 4 i 8 htz. Desapareix si el relaxament es complet, amb la son. Augmenta amb l'emoció, amb al cansament o amb el càlcul (curiosament els tics disminueixen al fer càlculs), i disminueix amb els moviments.

És estrany en el cap i relativament freqüent en el peu. Però quasi sempre comença en un membre superior, sobre tot en l'articulació metacarpo-falàngica del primer i segon dit, "com fent píndoles o embolicant una cigarreta" 81.

L'AVAR... DE MOVIMENTS

El parkinsonià és un avar de moviments: fa pocs moviments, els imprescindibles, i els fa lentament.

Al seure , es coneix al parkinsonià per què no fa les maniobres habituals "per tal d'adaptar-se" al seient; senzillament, va i s'assenta sense modificar la seva posició.

I quelcom semblant passa quan camina; quan una persona normal es posa a caminar realitza una sèrie de moviments associats que el parkinsonià evita: a més de que les seves passes són petites, no mou els braços ni es balanceja, fa exclusivament l'indispensable.

Actua com si fos a camera lenta. No només fa pocs moviments (hipocinèsia) sinó que els que fa són lents (bradicinèsia).

Ambdues coses passen en el parkinsonisme i condicionen: hipomímia facial i raresa en el pestanyeig (per mirar als costats no mou el cap), la coneguda "marxa a passos petits" (marxa "à pétit pas"), la micrografia (escriptura amb lletres molt petites), la manca de moviments associats.

UN PACIENT "CONGELAT"

Un grau extrem d'hipocinèsia és l'acinèsia, un estat d'immobilitat completa. Aquest estat d'invalidesa "congelada" pot durar segons, minuts u hores, i resulta més evident al principi de la marxa ("dubte d'inici"), quan el pacient s'aixeca d'una cadira, quan fa una volta, o quan travessa un lloc estret.

La "congelació" s'observa habitualment en fases avançades de la malaltia de Parkinson, però no solament afecta a la marxa; també s'aprecia en la dificultat per iniciar o continuar altres moviments repetitius rítmics com el llenguatge o l'escriptura 64.

TRUCS PER CAMINAR

Per sobreposar-se als episodis de "congelació" , els pacients aprenen trucs: caminar marcant el pas mentalment, donar els passos sobre objectes (senyals en el terra, mirar el final del bastó, etc.), caminar amb música, desviament del pes del cos o moviments de balanceig, i altres invents 69,97 que dissenya el propi pacient o els seus familiars (I).

EL JUGADOR DE POCKER

Hipomímia o amímia significa poca o cap capacitat de mímica. La cara del parkinsonià no té cap expressió, i la seva mirada és "oberta" (per què pestanyeja poc) com ja havia observat Charcot. Sembla tenir "cara de màscara" o "cara de jugador de pocker" (per la impassibilitat del gest, el que sempre s'ha considerat beneficiós pels que es juguen molts diners en partides de cartes).

Si més no, en les fases avançades de la malaltia de Parkinson, després de tractaments prolongats o amb dosi excessives de levodopa, poden aparèixer moviments exagerats a la cara d'alguns parkinsonians, en forma de ganyotes o aclucades d'ulls. (I).

La corea és una síndrome que es dona habitualment en altres malalties (com la benigna corea de Sydenhamn o la greu corea de Huntington) i es caracteritza per un augment exagerat de moviments facials.

Degut a l'abundància de mímica es diu que el parkinsonià té "cara de pocker" el coreic semblaria un jugador de "mus" (per què en aquest altre joc es realitzen nombrosos signes amb la cara al company per mostrar-li el tipus de carta de que disposa).

CERA O ROSA DENTADA

En quan al to, hi ha una hipertonia plàstica que predomina en flexió. Això coincidirà amb una rigidesa de cera (com la que s'aprecia al provar de doblegar una espelma de cera) o en roda dentada (com la rigidesa "fent bots" que veiem al forçar l'engranatge).

La rigidesa es produeix per què a l'estirar un múscul es contrau també el seu antagonista pel que tendeix a fixar-se tota nova postura; provoca una actitud en flexió amb una postura típica.

També es produeix distonies en flexió axials (alteracions del to fan que el tronc i el cap tinguin tendència a flexionar-se) i distals (les mans i tanmateix els genolls estan doblegades). Això condiciona la postura típica, amb una actitud en flexió que també va ser captada per l'ull clínic de Charcot fa més d'un segle.

LA RIGIDESA ÉS INDEPENDENT

Curiosament, la rigidesa no és la causa de l'acinèsia o la bradicinèsia. La majoria dels pacients amb rigidesa també tenen acinèsia o bradicinèsia, però en d'altres es dona acinèsia sense que hi hagi rigidesa.

Això suggereix que es corresponen amb lesions de zones o circuits diferents. També apunta en aquesta direcció el que s'observa en els pacients tractats amb talamotomia: disminueixen la rigidesa i la tremolor, però no es modifica la bradicinèsia.

CAUEN PERÒ NO ES MAREGEN

A part de la tremolor, l'acinèsia i l' hipertonia, avui s'insisteix en un quart símptoma fonamental: l'alteració dels reflexes posturals que normalment acompanyen als moviments voluntaris. Al mancar-li al parkinsonià l'eficàcia dels reflexes que normalment acompanyen als moviments voluntaris quan es canvia de postura, pateix un important desequilibri "(sempre tenen por de caure sense vertigen) el que resulta especialment conflictiu al caminar. Cal remarcar que el desequilibri o les caigudes no s'acompanyen de "mareig" a diferència del que passa amb problemes de "risc cerebral", "oïda" o "cervicals". La pèrdua de l'equilibri s'associa amb propulsió i/o retropulsió (I); pot ser el símptoma més incapacitant.

UNA PLÈIADE DE SÍMPTOMES (II)

En la malaltia de Parkinson de símptomes en realitat n'hi ha molts. Hi ha símptomes mentals (que veurem en el capítol V), alteracions sexuals, de la son, del sistema neurovegetatiu, i altres (que estudiarem en el capítol VI).

Hi ha dos processos que podrien aclarir algunes claus etiopatogèniques. La demència, que surt més freqüentment en parkinsonians d' inici més enrederit , predominant la bradicinèsia i les perseverances 201 .

La depressió, no sembla reactiva a la malaltia, i la seva aparició en la malaltia de Parkinson és molt superior a la que cal esperar de l'atzar. De fet, segons alguns estudis, el 40% dels parkinsonians estan deprimits. Tan mateix s'ha observat més la depressió en aquelles persones que els primers símptomes els hi comença pel costat dret, o sigui en els que la lesió correspon a les estructures subcorticals esquerres.

L'EMOCIÓ MOU PARKINSONIANS

Un parkinsonià en fase dolenta (quan està "off") es troba completament immòbil, porta "congelat" més d'una hora. En un moment donat, observa que cala foc a l'habitació i aquesta persona, que semblava incapaç de fer el més petit moviment, surt literalment "corrent". Doncs quan vol, sí que camina, és tot el que saben comentar els parents.

Aquest fenomen es conegut com "cinèsia paradòjica", i ens fa adonar-nos de que la bradicinèsia, així com d'altres símptomes parkinsonians, depenen de l'estat emocional del pacient.

Les emocions fan bellugar al parkinsonià. I també demostra que els programes motors estan intactes en la malaltia de Parkinson però que el pacient té dificultat per utilitzar-los sense l'ajut d'un desencadenant ("trigger") extern 33,168.

ACCELERANT SENSE FRE

Al tenir malament els reflexes posturals, fa que tingui dificultat a la marxa.

Això es nota en lo carregós que resulta començar a caminar i en que, un cop comença, el pacient té grans problemes per parar, doncs els passos, encara que curts, es succeeixen sense pausa, igual que una carrera en la que es va accelerant: és la marxa festinant (I).

Però en aquest tipus de marxa, la festinació no és l'únic element destacat. A més de "l'accelerament", altres signes principals de la marxa festinant són la rigidesa i l'entorpiment (II).

Els passos són curts, i els peus quasi no es separen de terra: el pacient camina arrossegant els peus. Un cop s'inicia el desplaçament cap endavant (cap enrera) la part superior del cos avança en situació més avançada que la part inferior, com si el pacient estigués "perseguint el seu centre de gravetat".

Els passos es fan cada cop més ràpids i el pacient pot caure si no se l'ajuda. Això és el que s'anomena "festinació" i pot passar quan el pacient camina tan endavant com enrera, prenen la forma de propulsió o retropropulsió.

El dèficit està en el balanceig del cos de costat a costat, de tal forma que quan els peus es separen del terra, les cames han de moure's molt ràpidament per tornar a retrobar el centre de gravetat.

Aquesta tendència a l'acceleració (festinació) va paral-lel a la pèrdua de l'amplitud normal de moviments respectius: marxa "à petit pas"(III), micrografia, llenguatge inaudible (pel to i intensitat baixos)125.

NO EM DISTREGUIS QUE CAIC

Un aspecte fonamental en aquests malalts és que necessiten mantenir contínuament l'atenció sobre la manera com caminen. La marxa preocupa tant al parkinsonià que pot ser incapaç de parlar mentre camina. És el que anomenem marxa "cautelosa" ("previnguda", segons denominació que d'altres prefereixen 7.

DIGUE'M COM CAMINES...

Si em demanessin diagnosticar a una persona amb només una dada, demanaria que em deixessin mirar com camina. La marxa exigeix la integritat i acoblament de múltiples circuits ,motors, sensitius i fins i tot psicològics. Hi ha moltes variacions en la manera de caminar d'una persona a altra, i és conegut que una persona pot identificar-se pel so dels seus passos, bastant pel ritme i la lleugeresa o pesadesa de les seves trepitjades.

La manera de caminar o la manera en que es realitza el desplaçament del cos pot també subministrar claus sobre el caràcter, la personalitat i la preocupació d'una persona (I).

Per això, l'estudi de la marxa és un dels exercicis mèdics més gratificants, el que més informació dona sobre l'estat d'un malalt. Hi ha casos, en el que es pot arribar a un diagnòstic neurològic només analitzant la manera en que camina un pacient **3**.

TOTS EREN CULPABLES

La marxa i els problemes posturals associats amb la malaltia de Parkinson, són el resultat d'una combinació de símptomes neurològics (bradicinèsia, rigidesa, manca de reflexes de postura, lenta reacció de protecció davant d'una caiguda, apràxia de marxa, atàxia, mal funcionament vestibular i hipotensió ortostàtica). I de factors "generals" (mala ventilació, rigidesa toràcica, alteració de mobilitat respiratòria per levodopa 130, problemes de columna vertebral conseqüència de les postures, distonies del peu).

QUI CUSTODIET IPSOS CUSTODES?

Els nuclis i circuits neuronals a la base del cervell es controlen uns a altres. En el moviment armònic hi ha la integritat d'aquests circuits tan complicats (II). En el Parkinson la via finalment afectada és la sinopsis nigro-estriada: Les projeccions de la substància nigra sobre l'estria produeixen menys dopamina de la que necessiten. Però, tal com vàrem dir, hi ha un gran marge de seguretat; només quan el dèficit supera el 70% apareixen els símptomes parkinsonians.

Qualsevol alteració d'aquestes rets tan complexes redundarà en una alteració del to, de la postura o condicionarà l'aparició de moviments anormals. Però precisament per què aquests nuclis i circuits es controlin entre sí, la lesió d'un d'ells pot millorar certs símptomes del pacient. Aquesta és la base de la cirurgia "lesional" que després estudiarem: si es produeix mal aquí tremola, si ara lesiono allà, deixo de tremolar.

A VEGADES ELS MALS EMPITJOREN AMB ELS REMEIS

Trio aquesta fresa de Baltasar Gracian (I) com a porta d'entrada a les complicacions de la medicació.

Els parkinsonians del segle XX pateixen símptomes que no existien en temps dels romans o de la revolució francesa. Són trastorns que no depenen de la malaltia en sí, sinó dels remeis que hem inventat per a ella. Els fàrmacs actuals són més necessaris; són imprescindibles i molt eficaços. Eficaç és quelcom capaç de produir "efectes", i aquestes substàncies tenen uns efectes beneficiosos (l'alleujament de la tremolor per exemple) i altres perjudicials (nàusees, estrenyiment o, el que es pitjor, problemes motors al llarg plaç).

PROBLEMES MOTORS I MEDICACIÓ

A mesura que passen els anys, els medicaments van produint alteracions que es sumen a les pròpies de la malaltia. Arriba un moment que l'alleujament dels símptomes dura menys temps; el pacient que abans es prenia la pastilla i es trobava bé durant tres o quatre hores, ara nota que en una o dues hores li passa l'efecte i torna a quedar-se "part" (el fenomen de "fi de dosi").

Apareixen les oscil·lacions clíniques: durant la seva jornada alterna períodes "bons" (fase "on") amb períodes "dolents" (fase "off") en que pot arribar a un "bloqueig" complet, quedant pràcticament immòbil durant un cert temps. Si ho intenta compensar pujant la dosi apareixen moviments nous, anormals, que ja no consisteixen en tremolors, sinó que recorden una mena de ball.
Aquests nous moviments no són típicament "parkinsonians", sinó tot el contrari, semblants a la "corea" (I).

En general es denomina discinèsies (II) a aquestes alteracions motores. La seva causa és doble: l'evolució natural de la malaltia, associada a l'ús prolongat de medicaments antiparkinsonians (es ven més quan es fa servir levodopa a altes dosi, durant molt de temps, i sense combinar-la amb altres fàrmacs). Arriba un moment en que les discinèsies i els bloqueigs ja no depenen de l'hora en que es pren la medicació, sinó que apareixen i desapareixen de manera totalment anàrquica.

V. Ment i personalitat del parkinsonià

Fins i tot James Parkinson s'equivocava. Una de les més grosses va ser la seva confirmació de que, en els seus pacients, la intel·ligència no s'afectava (I).

Avui sabem que la ment i la personalitat del parkinsonià són diferents. Els canvis, sobre tot al principi, poden ser molt limitats, quasi inapreciables. Però, en alguns malalts, és tan intens el deteriorament de les funcions mentals i psicològiques que arriben a ser un greu problema. A vegades, la importància d'aquests trastorns mentals fan que passin a un segon pla els símptomes motors 150.

NOMÉS FALLA EN ELS TEST

La majoria dels parkinsonians té durant molt temps un bon nivell d'intel·ligència. Però, en comparació amb altres persones de la seva edat, presenta una sèrie de dificultats mentals o cognitives (I) d'escassa intensitat. Per suposat que no estem parlant de demència, ja que, en la majoria dels casos, ni el pacient ni els seus familiars noten cap mancança.

És més, els parkinsonians, amb la "personalitat" típica que sel's atribueix, són constants i hiperreflexius, pel que acostumen a demostrar una alta capacitat i rendiment en les seves tasques quotidianes.

Només al fer determinats "test" o proves neuropsicològiques és quan es posa de manifest les mancances. Les funcions que s'afecten amb més freqüència són la integració visual-espaial i la manera en que fan determinades accions motores.

APARQUEN MOLT MALAMENT

Per apreciar correctament les distàncies i els espais necessitem sumar i coordinar les informacions que rebem per la vista. Aquesta funció d'integració visual-espaial la realitza el cervell i, més específicament, el seu hemisferi dret, en una zona a cavall entre els lòbuls parietal i occipital.

Les persones amb una bona coordinació visual i espaial destaquen en la pintura, escultura o en determinades activitats constructives (per exemple, apilar cubs en un joc d'arquitectura); i també poden aparcar el cotxe en un espai reduït o reconeixer amb facilitat les cares de persones (II).

Doncs bé, aquesta funció és deficitària en els parkinsonians, que demostraran tenir dificultats cada cop que intentin realitzar les tasques abans esmentades. Aquesta disminució de la percepció i integració visual-espaial és la que els fa dubtar quan van per travessar una porta estreta, i també pot contribuir a les freqüents caigudes.

CAMINA LENT I PENSA LENT

Ja sabem que el parkinsonià és una persona "lenta": els seus moviments són sempre pausats, triga molt a menjar, pestanyeja poc, escriu poc a poc i camina lentament.

Doncs en algunes funcions mentals li passa el mateix: el seu pensament és lent, no té "reflexes mentals", el seu cervell triga molt de temps en processar la informació i resulta especialment dificultós canviar d'un programa motor a un altre 202.

Això és el que s'anomena bradifrènia (I), un símptoma que consisteix en l'enlentiment de determinats processos mentals i que cal diferenciar de la demència: en un grau més petit pot existir des del principi de la malaltia, fins i tot abans del diagnòstic.

La bradifrènia seria l'equivalent psíquic 31 de l'acinèsia o bradicinèsia (II).

NOMÉS ALGUNS ES DEMENCIEN

Només en alguns dels parkinsonians trobem el que anomenem demència, encara que el percentatge varia segons el criteri que utilitzem. Si fem una mitjana entre els diversos investigadors, es pot dir que el 15-20% dels parkinsonians té demència. Un parkinsonià té tres cops més possibilitats de tenir demència que un altre persona de la seva mateixa edat 39,87.

DEMÈNCIA CORTICAL O SUBCORTICAL

Les demències es divideixen clàssicament en corticals i subcorticals 12 . Avui en dia es discuteix aquesta classificació, massa simple, però, precisament per això, resulta útil a efectes docents.

En la malaltia d'Alzheimer la demència és fonamental de tipus "cortical", o sigui, que s'afecta l'escorça cerebral i aquests pacients tenen importants alteracions de la parla (afàsies), de moviments hàbils (apràxia) i de coneixement del mitja (agnòsies).

Contràriament, la demència en els parkinsonians seria més aviat de tipus "subcortical" (o sigui, es lesiona principalment zones situades per sota de l'escorça) i els símptomes destacats serien un enlentiment dels processos d'informació, una personalitat alterada (amb apatia o depressió), mala memòria (episòdica) i una determinada incapacitada per utilitzar els coneixements adquirits.

LA MEMÒRIA PERDUDA DE LES COSES (I)

Alguns parkinsonians comencen a perdre la memòria i altres funcions mentals. Quan apareix deteriorament mental en un parkinsonià, cal plantejar-se tres possibilitats:

1 - Que la causa sigui la pròpia malaltia de Parkinson que, com ja hem vist, en alguns casos s'acompanya d'alteracions mentals.

2 - Que sigui conseqüència de la medicació que està prenen pel Parkinson, o per qualsevol altre malaltia (això és el més freqüent).

3 - Que, a més de la malaltia de Parkinson, hi ha altres processos en els que s'afecta la ment (insuficiència vascular cerebral, demència d'Alzheimer, etc...)

La majoria de les vegades, la naturalesa de la demència de la malaltia de Parkinson és multifactorial, és a dir, que són molts factors els que ho provoquen. Resulta impossible determinar, quina part de culpa correspon a cada factor o de quina forma es manifestarà en un pacient el deteriorament mental.

COM ES MANIFESTA EL DETERIORAMENT MENTAL?

El deteriorament mental es pot valorar amb un "test" o amb proves neuropsicològiques, però també hi ha certs símptomes que ens indicaran que les funcions intel·lectuals fallen9.

Empitjora la bradifrènia, i el pacient perd memòria, concentració i atenció. Comença a comportar-se d'una manera molt estranya. Apareixen al·lucinacions , episodis de confusió o veritables psicosis.

EL PRIMER, REVISAR MEDICACIÓ

Sempre que apareixen símptomes neuropsicològics en un parkinsonià, el primer que cal fer és replantejar el tractament que estava prenen 203.

Primer de tot cal suprimir els medicaments generals dels que es poden prescindir (aquests pacients, per la seva edat, acostumen a acumular tractaments de diverses especialistes, que després d'un cert temps són inútils o fins i tot perjudicials).

Dels fàrmacs antiparkinsonians, començarem per disminuir i després eliminar els anticolinèrgics.

Si el problema persisteix, es passa a retirar la selegilina, després, per aquest ordre, els antidepressius tricíclics, l'amantadina, els agonistes dopaminèrgics i, finalment, si la confusió persisteix, caldria disminuir la levodopa-carvidopa.

HORMONES PER LA MENT

Alguns han observat que els estrògens, quan s'administren durant cert temps a dones parkinsonianes, arriben a millorar amb el temps el seu estat mental 22.

COMPORTAMENT I AFECTES

Els parkinsonians, els coreics i altres malalts amb diferents moviments anormals, tenen malalties que lesionen els nuclis grisos o ganglis de la base del cervell (I). Tots aquests malalts comparteixen certs trastorns de comportament que són bastant característic (II), uns de tipus "negatiu" (per defecte) i altres "positius" (per excitació).

Els símptomes "negatius" serien: manca d'atenció, inèrcia mental, manca d'espontaneïtat, expressió afectiva reduïda i incapacitat per formular plans i estratègies. Els trastorns de comportament considerats símptomes "positius" són: manifestacions obsessius-compulsives, irritabilitat, agressivitat, hipersexualitat, il-lusions i al-lucinacions (somato-sensorials, auditives o visuals) 156, 168.

Els trastorns afectius en els parkinsonians acostumen a expressar-se clínicament com depressió, ansietat, atacs de pànic o agitació.

DEPRESSIÓ I PARKINSON

La meitat dels parkinsonians pateix depressió alguna vegada. Uns cops abans del diagnòstic de la malaltia de Parkinson, altres coincidint amb el diagnòstic (és el més freqüent)i, en ocasions, més tard.

Aquesta depressió, generalment lleu o moderada, pot ser reactiva (a conseqüència de la malaltia), endògena (de la pròpia malaltia) o iatrogènica (secundària als medicaments) 173.

El diagnòstic de depressió (I) en el parkinsonià és quelcom complicat per què hi ha una varietat de símptomes que s'observen en ambdós processos: disfuncions sexuals, anorèxia, cansament i aparentment amb anhedonisme (l'hipomímia i la bradicinèsia poden simular-la) 188

El tractament de la depressió, també comença per revisar la medicació, descartant els fàrmacs que poden afavorir-la: propanolol, benzodiazepines, o fins i tot algun dopaminèrgic recentment introduït.

Hi ha pocs estudis controlats sobre l'eficàcia relativa dels fàrmacs antidepressius en la malaltia de Parkinson 145 i, en termes generals s'utilitzaran com en altres pacients de la seva edat. Habitualment, els derivats tricíclics són d'elecció: amitriptilina o imipramina.

La psicoteràpia és fonamental si la depressió no es limita a accessos diürns. L'electroconvulsivoteràpia pot ser el tractament d'elecció pels pacients deprimits en els que el tractament farmacològic és infructuós o està contraindicat per produir confusió o altres efectes indesitjables.

ANSIETAT I ATACS DE PÀNICS

Sense ser tan freqüents com la depressió, l'ansietat s'observa a bastants parkinsonians, de manera aïllada o, el que és més habitual, associat a la depressió (això passa fins a dos terços dels casos)176 . A vegades també s'hi associen veritables crisi de pànic.

Els antidepressius acostumen a millorar també l'ansietat. Si no n'hi ha prou, caldrà afegir-hi petites dosi d'ansiolítics suaus, del tipus benzodiazepines: bromazepan, oxacepan, loracepan, clonacepan (I). La psicoteràpia pot ser necessària.

ATACS DE LLÀGRIMES

És la terminologia emprada en fòrum de parkinsonians d'Internet per designar la labilitat emocional.

Efectivament, les emocions en aquests pacients estan subjectes a grans canvis en períodes molt breus de temps, amb alteracions de l'estat ànim (llàgrimes o somriures) desencadenades per qüestions frívols. Sembla que hi ha una base neuroquímica per aquests "atacs de llàgrimes".

ESTRÈS

L'estrès augmenta la tremolor en els parkinsonians, i fins i tot hi ha la possibilitat de que les situacions que el generen estiguin implicades en la patogènia de la malaltia.

Fa poc temps 86 s'ha demostrat experimentalment les respostes autonòmiques i tremòriques del parkinsonià davant l'estrès (amb diverses proves com sons repetits o càlcul aritmètic) i suggereix - amb lògica - que en el tractament d'aquests pacients cal incloure teràpies de comportament que els entrenin psicològicament per tal d'assimilar l'estrès diari.

NIT, FABRICANT D'ENGANYS (I)

La nit altera la percepció de la realitat (fins i tot en la gen sana) i fa que augmentin les al-lucinacions i empitjoren els símptomes psiquiàtrics en els parkinsonians (reaccions paranoides, o veritables deliris). Aquestes manifestacions psicòtiques poden ser conseqüència de la mateixa malaltia de Parkinson encara que no s'associen a cap canvi anatòmic especial 200 . Però quasi sempre estan causats per efectes tòxics del tractament 214 i són més importants en els parkinsonismes d'inici tardà. En aquests casos, cal reduir o interrompre el tractament, començant pels fàrmacs auxiliars (anticolinèrgics, selegilina, amantadina, agonistes dopaminèrgics). Si cal, caldria disminuir la levodopa-carbidopa. Si malgrat d'això persisteixen les al-lucinacions, es faran servir fàrmacs antipsicòtics (II).

LA PERSONALITAT PARKINSONIANA

Cada vegada hi ha més treballs 210 que insisteixen en que els parkinsonians tenen una manera especial de ser, que la seva personalitat té certs trets distintius que ja hi són des d'abans de que es diagnostiqui la malaltia (el que es coneix com a personalitat "premòrbida"), i fins i tot aquests temperament especial pot estar, d'alguna manera, implicat en el desenvolupament de la malaltia.

La tendència depressiva és un altre tret de la personalitat parkinsoniana 60. I no sembla que aquesta depressió sigui reactiva a una malaltia crònica, com és el Parkinson, sinó que podria relacionar-se amb factors de predisposició i específics d'aquesta patologia. Hi ha fins i tot alguns estudis 120 que relacionen variables de personalitat amb deficiències bioquímiques d'aquests pacients.

ORDENAT, RÍGID, HIPERADAPTAT

El parkinsonià, és ordenat, de moral rígida, seriós, poc impulsiu, frugal 176 , callat, introvertit, poc agressiu, convencional, cautelós, tens i perfeccionista 32 . Encara que és tímid, s'inserta bé socialment, massa bé, és hiperadaptat social: accepta fàcilment les normes ètiques o de grup, les defensa i és irreflexiu a l'exigir el seu compliment. El parkinsonià és un personatge que busca patrons de conducta, algú que sospira per "les taules de la llei".

CANÇONS D'AMOR I D'ODI (I)

L'amor, l'odi i altres sentiments, tenen expressions individuals diferents. Un pot sentir-se atret per una persona, o rebutjar-la, en milers de formes. L'amor pot experimentar-se com una tèbia sensació de benestar o convertir-se en passió irrefrenable ("desmaiar-se, atrevir-se, estar furiós") (II). L'odi pot expressar-se violentament o mantenir-se com una actitud de ràbia continguda. No disposo de dades sobre com estimen o odien els parkinsonians, però podria haver-hi certes peculiaritats , tenint en compte que es lesionen estructures anatòmiques implicades en afectes i emocions.

El fenomen, abans esmentat, de "cinèsia paradòjica" (parkinsonià "congelat" que davant una emoció surt corren) prova, encara que no esclareix, una relació dels símptomes motors i els processos emocionals.

Amb o sense proves, no recordo cap pacient al que es pugui considerar un vividor, un veritable "bon vivant". El parkinsonià acostuma a gaudir poc. És estoic i molt frugal, i quasi bé mai es dona gustos o capricis personals.

Això és el que anomenem una personalitat anhedònica (I). Per això no beuen, no fumen, ni es "desmadren", són continguts en totes les seves manifestacions. Són persones amb les que dona gust d'estar-hi, per què són molt "formals" en tots els sentits, compleixen sempre el que prometen i, per suposat, no arribaran mai tard a una cita. És molt difícil trobar un parkinsonià amb una història de "calavera" o de "vividor". El laberint sentimental (II) és complicat i fins ara escassament definit, llevat per poetes i filòsof. D'ells caldria aprendre quelcom els neuròlegs; i a l'inrevés.

EL CONJUGUE DEL PARKINSONIÀ

Sé que el que ara diré, no té una base científica, però és una intuició després de veure molts parkinsonians. A vegades he trobat pacients que no em semblen, "per sí mateixos" tan rígits i inflexibles com abans hem dit.

Tan mateix, he tingut la impressió de que la rigidesa en els seus actes i fins i tot el seu pensament venia induida "des de fora". Uns cops resulta que va tenir una educació dura, o uns pares severs. Altres cops, he observat que el conjugue sembla molt normatiu, inflexible, especialment amb el pacient, li recrimina tot el que fa, crea al seu voltant un clima agobiant, inculpatori, mentre que el parkinsonià, entre irritat i resignat, dubta a cada decissió motora o psicològica. Però això deuen ser només imaginacions meves.

VI. Sexe, son i altres símptomes

La vida sexual és important per molts parkinsonians (ho diguin o no), l'hora de dormir pot representar un suplici especial (per ell o per la família) i altres símptomes suposadament "menors" constitueixen problemes cotidians. De tot això en parlem aquí.

SEXE RIC, SEXE POBRE

Uns parkinsonians són impotents, altres són hipersexuals, i altres ... les dues coses a la vegada. Sí, el pacient home, pot tenir excés de lívid, d'apetència sexual i, fins i tot, li resulta difícil o impossible l'erecció. És curiós que, en els llibres de medicina, quasi no es faci menció d'aquests símtpomes, per què pels parkinsonians és molt important la seva vida sexual, ho digui o no. Dos terços dels parkinsionans pateixen aquest problema, especialment els homes (de qualsevol edat) i les dones joves 248.

Els trastorns de la sexualitat tenen moltes causes 188 . Per un costat, la pròpia malaltia: les lesions en determinades zones de l'encèfal, l'afectació del sistema nerviós autònom. Per altra banda, l'efecta de la medicació: uns fàrmcs (els dopaminèrgics) augmenten el desig, mentre que altres (tranquilitzants per exemple) rebaixen el lívid.

Finalment, influeix l'entorn social (els amics ja no el veuen com abans) i, sobre tot, la reacció de la seva parella, el pacient creu que queda malament amb ella, i això, sigui veritat o no, l'influeix negativament.

DISMINUEIX L'ACTIVITAT SEXUAL

La queixa més freqüent (quan l'expresa) és que des de que va apareixer la malaltia ha disminuit la seva activitat sexual. El 60% dels homes parkinsonians , reconeix impotència coeundi (incapacitat per a l'erecció). Con que s'afecta el sistema nerviós autònom l'erecció disminueix, l'eiaculació es retrassa, o s'adelanta massa (eiaculació precoç), i les mucoses del penis i la vegina lubriquen poc. El problema augmenta si s'associa trastorns urinaris o intestinals (incontinència, micció imperiosa, prostatisme, etc...).

CARICIES FEIXUGUES

Con que no es pot moure bé, el parkinsonià es mostra lent i envarat quan s'apropa a la seva parella. No pot acariciar com abans, li tremolen les mans, el seu cos està rígit i li resulta difícil aconseguir una postura satisfactòria pel coit. En ocasions es mostra tan feixug quan preten tenir una satisfacció sexual que es produeixen situacions còmiques o aparentment ridicules (I).

EL SEXE ÉS COSA DE DOS

La situació psicològica del pacient és molt important. A vegades, les seves preocupacions han fet que el sexe passi a un segon pla.

Altres vegades perceb que el seu company sentimental no s'excita com abans i té por de veure's rebutjat. Aquesta és una causa freqüent i quasi mai esmentada : l'actitut del membre sà de la parella, no sempre és l'adequada; caldria que tingués la suficient delicadesa, paciència i, fins i tot, sentit de l'humor per resoldre certes situacions compromeses. El consell professional d'un sexòleg pot, a vegades, millorar la situació.

FÀRMACS CONTRA LA LUXÚRIA

La iatrogènia (I) és precisament la causa més freqüent d'impotència i la llista de fàrmacs responsables és molt llarga: anti-hipertensius (II), psicotrops (III), digoxina, cimetidina, estrògens, opiàcis, cocaïna, marihuana, alcohol. En la dona, la dispareunia pot tenir una expliacació simple: el coit fa mal per què la mucosa vaginal està massa seca, li falten secrecions, habituals, i la culpa acustuma a ser de la medicació anticolinèrgica o antidepressiva.

MOLTES CAUSES, MOLTS METGES

Con que la disfunció sexual té diverses causes, el tractament també serà variat, multidisciplinar: neuròlegs, internistes, uròlegs, cirurjians vasculars, psicòlegs i psiquiàtres.

En primer lloc, es retirarà o disminuirà la medicació que pot produir impotència o falta de lívid. Si la impotència apareix en un parkinsonià encara no tractat, s'ajustarà la medicació dopaminèrgica per tal de millorar la funció motora: es persegueix obtenir més mobilitat i menys moviments involuntaris en el període d'intercanvi sexual.

Les causes psicològiques (depressió, ansietat, , disminució real del lívid) caldria que fóssin valorats i controlats amb psicoteràpia i, eventualment, fàrmacs específics (amb atenció a no empitjorar la im`potència).

Si es descarten problemes psicològics o orgànics es pot utilitzar la iohimbina 150 .

Quan el pacient està predisposat, el parkinsonisme no es cap contraindicació pels coneguts tractaments de la impotència: implantaments de pròtesi de penis, constrictores, inoculació local de certes substàncies (el alfa-bloquejant fentolamina, el vasodilatador papaverina), cirurgia vascular, etc..

I un altre possibilitat a considerar: que per a una parella concreta la relació sexual no resulti ser tan imprescindible o prioritària com per compensar laborioses investigacions o masses assaigs terapèutics en aquest terreny.

HIPERSEXUALITAT

La hipersexualitat (que, ja ho hem dit, pot associar-se a impotència) també afecta més als homes que a les dones. És molt més estrany, generalment és un efecte secundari dels antiparkinsonians (levodopa, agonistes dopaminèrgics, selegilina), i la seva intensitat és correlaciona amb la dosi emprada. Pot ser l'única alteració psíquica o pot aparèixer en el context d'un deliri o una hipomania.

Si la psicoteràpia no és efectiva, caldrà disminuir la medicació dopaminèrgica o associar qualsevol tranquil·litzant menor (benzodiacepina i altres).

IL-LUSIONS O AL-LUCINACIONS SEXUALS

També estan produïdes pels dopaminèrgics. El pacient imagina (a vegades sentint-se culpable, altres no) que diverses persones (conegudes o no) i fins i tot animals participen en suposats intercanvis sexuals, combinant-se a vegades fantasies masturbatòries o elucubracions celotípiques.

Aquestes il-lucions o al-lucinacions són més freqüents a la nit pel que un sedant o un hipnòtic suau pot resoldre el problema. Si no és suficient, caldrà reduir la dosi de levodopa o altres dopaminèrgics.

I GALOPA LA NIT EN LA SEVA EUGA OBAGA (i)

Quan un parkinsonià ha sofert la malaltia tot el dia, quan esperem que la nit i el dia alleugariran la rigidesa, faran soportable la dificultat motora i suprimiran unes hores la tremolor , ens equivoquem 26. No hi ha treba en les molèsties del nostre pacient:

"La nit no sempre anuncia una climent milloria dels símptomes de la malaltia, que tot el contrari pode arribar a ser particularment molestos" 144 .

Podem trobar trastorns de la son pròpiament dites (disòmnies), manifestacions que la la seva relació amb la son és variable o indirecte (parasòmnies), i símptomes parkinsonians que es presenten amb més freqüència durant la nit i que no necessàriament depenen de la son.

EL SON DELS PARKINSONIANS ÉS DIFERENT

En la regulació de la són intervenen circuits que depenen de neurotransmisors diferents (acetilcolina, noradrenalina, dopamina, serotonina, etc...) Aquestes susbstàncies, sobre tot les dues últimes, estan disminuïdes en el cervell dels parkinsonians, pel que lògicament el seu somni (i també les seves il·lusions) siguin anormals (I).

Les alteracions són encara més evidents en els parkinsonians que pateixen al·lucinacions, en els que destaquen grans aberracions de la son REM (II), incluint una important reducció del seu temps total (només 3 minuts, mentre el grup sense al·lucinacions el promig és de 50 minuts) 58.

A QUI MATINA... PARKINSON

La famosa dita ("Al que madruga, Dios le ayuda") intenta mostrar les avantatges de llevar-se dora, possiblement d'iniciar la feina amb prontitut.

Curiosament, s'ha demostrat 112 que els parkinsonians són preferentment "matiners". Per soposat que no pot deduir-se que matinar afavoreix el Parkinson; podria ser al revés, que les alteracions de neurotransmisores de la malaltia afavoreixin un tipus especial de son (en aquest cas, amb latència REM, més curta, com en els depressius), o podria ser coincidència.

També podria ser la pròpia personalitat del parkinsonià (treballador, ordenat, responsable) el que arribi a uns hàbits de son més ortodoxes. Interpreti's com sigui, però el fet és que entre els parkinsonians és més freqüent llevar-se dora i no hi ha gaires tranuitadors, o sigui, molts "pardals" i pocs "mussols".

Per si fa el cas, si comença a notar tremolor en una mà, jubili el seu despartador, i no tingui pressa en llevar-se els matins.

INMSOMNI I DESPERTARS

Ho tenen difícl per adormir-se i, quan hi aconsegueixen, es desperten amb freqüència , el que acostuma a molestar a la seva parella 223. L'insomni pot ser idiopàtic o secundari. Aquest últim pot estar relacionat amb els símptomes nocturns de la malaltia de Parkinson, amb la demència, amb la mateixa medicació, o amb la depressió.

Moltes persones d'edat (no només parkinsonians) es queixen d'insomni precoç o inicial, i una de les causes és la selegilina, un inhibidor de la MAO B que té efectes de tipus anfetamínic (de fet, s'utilitza per la narcolèpsia) 121 .

També pot produir-se insomini precoç en els malalts que comencen la teràpia amb levodopa (I). En aquests casos d'insomini iatrogènic, cal reduir les dosi i adelentar les preses.

En l'insomni tardà, el pacient s'adorm aviat però es despaerta de matinada. Acostuma indicar depressió, però cal descartar altres causes; com per exemple, que el pacient prengui alcohol per tal d'adormir-se, que encara que afavoreix el seu inici, fragmenta la son i produeix un despartar precoç. Altres vegades, senzillament es desperten aviat, per què han anat a dormir aviat.

AJUDES PER DORMIR (I)

A curt termini, es poden utilitzar hipnòtics, però que no siguin barbitúrics (per què deprimeixen el cos respiratori i produeixen addicció). S'esculliran benzodiacepines, tractant d'evitar pujar dosi. Molts cops és possible fer servir benzodiacepines més ansiolítiques que hipnòtiques, que són suficients per afavorir la son , encara que no la produeixen directament.

Els hipnòtics a llarg termini fan malbé la memòria. Si és prenen hipnòtics habitualment, és molt recomenable deixar-los un cop a la setmana (per exemple el dissabte, recomenant al malalt que aquest dia es quedi fins tant tard com vulgui). Cal interrompre a temporades els hipnòtics. O bé prendren només 1 o 2 cops a la setmana. Anant en compte amb els que ronquen molt o tenen problemes respiratoris.

LES PESADILLES AVISEN DE LA PSICOSI

Les pesadilles o els somnis massa reals en els parkinsonians són avisos de que la bioquímica cerebral s'està alterant i de que pot aparèixer en qualsevol moment un quadre de psicòsi o de comfusió mental.

Les pesadilles poden ser idiopàtiques (de causa no coneguda) o induides per la medicació. La medicació dopaminèrgica indueix freqüentment somnis intensos: caldrà reduir la dosi total o eliminar la presa nocturna.

La reducció o eliminació de fàrmacs psicotrops pot ser beneficiosa en alguns malalts mentre que, en altres, l'addicció d'alguns psicotrops pot resultar inútil.

El tractament amb clozapina (o la nova olanzapina) pot ser molt beneficiosa, en especial quan es precisa dosi de dopaminèrgics que poden reduir psicosis.

EL SIMPÀTIC S'IRRITA

Hi ha també alteracions del sistema neurovegetatiu , en especial el simpàtic, a les que cada cop es dona més importància: hipersialorrea (excés de saliva), hipersecreció sebàcia (excés de suor), trastorns vasomotors, hipotensió ortostàtica (compte amb els tractaments amb hipotensors, que a més es potencien a l'afagir levodopa).

NO REGALI PERFUM A UN PARKINSONIÀ

L'olfacte dels parkinsonians es realment dolent. La majoria no aprecien les olors normals i, menys encara, s'entretenen amb sutileses olfactives.

De fet, aquesta seria una prova diagnòstica amb respecte a altres malalties que conserven l'olfacte com la tremolor essencial 45 o la paràlisi supranulear progressiva 70.

LA LLUM FA FER ESTORNUTS

Molts parkinsonians expliquen un fet curiós: fan estornuts quan, després d'haver estat un cert temps en una habitació amb poca llum, surten al carrer o a un lloc més il-luminat. Aquest és el motiu de la polèmica en alguns fòrums d'Internet (I): són molts els parkinsonians que assseguren que els hi passa, mentre altres diuen que això també és freqüent en persones sanes.

VII. El diagnòstic

A aquestes alçades el lector es creu - espero - capaç de reconeixer a un parkinsonià.

Si només cal fixar-se en que camina molt a poc a poc, en que ha perdut la soltura, en que queda quiet massa temps, i, a més tremola...El normal fora que, amb els primers símptomes, el pacient tingués totalment orientat el seu diagnòstic, però no es així.

QUATRE ANYS DE RETRÀS

Sorpren però és real: el més habitual és que passi un promig de 4 anys entre l'inici clíni (I) de la malaltia i el seu diagnòstic 162. Deu ser que els metges encara no han tingut l'oportonitat de llegir el meu llibre.

Bromes a part, el cert és que molts malalts de Parkinson passen anys donant voltes d'una consulta a una altre, habitualment de Reumatologia (" no es velluguen bé per l'artrosi", els hi diuen) o de Psiquiatria ("és que està deprimit, per això no fa res"). El dolent de tot és que, en aquest període sense diagn`sotic, el pacient no només no rep tractament adequat, sinó que pot estar prenen fàrmacs per altres processos que agraven la malaltia de Parkinson.

LA VISTA ÉS LA QUE DIAGNOSTICA

Hi ha casos en que fins i tot el neuròleg té dubtes sobre el diagnòstic (qualsevol company sap que a vegades podem "patinar", tant a l'afirmar que té Parkinson com al negar-ho). Però lo habitual és que qualsevol especialista diagnostiqui al malalt només entrar a la consulta. La vista ("inspecció" ´és el terme tècnic) és l'arma principal del metge per diagnosticar aquesta malaltia. I això ja ho deia James Parkinson fa un segle i mig, quan pel carrer reconexia als seus malalts (I).

En realitat no fan falta probes especials pel diagnòstic. Les que es fan (analítica, neuroimatge (II)) és més aviat per descartar altres processos que puguin confondre o sobreposar-se al principal.

HI HA MOLT DIAGNOSTICADOR DEIXAT ANAR

Els mateixos parkinsonians o els seus familiars, que han viscut estretament lligats amb la seva malaltia, són els que més atenció posen quan veuen una altre persona amb símptomes semblants. Per això, una gran quantitat de pacients que rebem per primer cop ens els ha dirigit un veí o un amic.

Un migranyós o un diabètic no reconeix als seus companys de neguits, però els parkinsonians es reconeixen fàcilment entre sí, a les sales d'espera, a l'autobús o en el supermercat.

Els hi resulta fàcil conversar sobre la seva malaltia, sobre els medicaments que pren (si els hi cau bé o no) i, molt especialment, sobre el neuròleg que els porta.

Els metges no saben fins a quin punt aquesta red d'informació funciona: poden fer pujar o caure a un professional (uns cops s'ho mereixen i altres no tant). Un exemple extrem és el dels fòrums de parkinsonians a l'Internet: allà es pregunten els uns als altres com el va tractar el Dr. X o expliquen els beneficis o penalitats obtinguts després de la intervenció que li van practicar a l'Hospital Z.

VOL SABER SI TINDRÀ PARKINSON?

Vostè no tremola ni té cap altre símptoma que suggereix malaltia de Parkinson. Ni tan sols és massa ordenat o autoexigent i es mou amb agilitat i soltura. Però per un familiar seu el Parkinson, o per qualsevol altre motiu, li preocupa la possibilitat d'arribar a tenir aquesta malaltia.

Vol surtir de dubtes i, amb anys d'anticipació, saber si estar a prop de ser parkinsonià? Només cal que es gasti diners. Es desplaça a un centre super especialitzat (fins fa poc només en el extranger) a on disposin d'una tècnica anomenada PET (tomografia per emissió de positrons) i i demani que li facin una proba injectant-li una substància radioactiva semblant a la levodopa, la 18-fluorodopa. Segons la quantitat d'aquesta substància que capten els seus nuclis grisos del cervell es sabrà si aquestes zones li funcionen millor o pitjor i si està més o menys a prop de la malaltia.

ERRORS DE DIAGNÒSTIC

Els errors de diagnòstic més freqüents en la malaltia de Parkinson estan determinats per la coincidència o confusió amb altres processos.

Especialment, cal tenir en compte: els casos de tremolor, d'entorpiment o de pèrdua de la força que afecta només a un costat; els malalts que comencen per símptomes sensitius; els trastorns propis de l'envelliment "normal"; l'associació de depressió o demència; l'artrosi, la "manca d'irrigació" (insuficiència vascular cerebral), les altres tremolors (especialment la tremolor essencial) i la resta de moviments anormals.

HEMIPARKINSON: NOMÉS UN COSTAT

A la majoria dels parkinsonians al principi sel's hi afecta només un costat. Aquest hemiparkinsonisme dona pocs problemes al començar; quan produeix molèsties els símptomes acustumen a haver-se extés ja als altres membres oposats.

Però, si no hi ha tremolor, en un pacient amb "pèrdua de forces" d'una banda, es relativament fàcil que es pensi en una hemiparèsia (I) i el metge, pot tenir dubtes de diagnòstic amb un tumor o amb un altre tipus de lesions que progressen lentament i que afecten el costat contrari del cervell (II).

NO TOT ÉS MOTOR EN EL PARKINSON

Els dolors i símptomes sensitius poden confondre. En el Parkinson s'afecten principalment les funcions motores, i això és el que acostumen a tenir en ment tant el metge com el pacient. Però, encara que no ho diuen espontàniament, fins el 40% dels pacients ha presentat símptomes sensitius al principi 147 . i acostumen a pensar que els ve de l'artrosi.

TOTS ELS VELLS SÓN UNA MICA PARKINSONIANS

Amb l'envelliment normal, l'activitat motora disminueix, es fa més lenta i apareix un cert grau de tremolor (tremolor senil), el que fa, que en molts cassos, es confongui amb malaltia de Parkinson. I a l'inrevés, un parkinsonisma pot passar desapercebut per què s'hi atribueix als anys els símptomes inicials.

DEPRESSIÓ: SOLA O EN COMPANYIA D'ALTRES?

Un altre confusió freqüent és la depressió. Aquests malalts comparteixen amb els parkinsonians la disminució de la seva activitat motora i manca d'iniciativa. De fet, en quasi la mitat dels cassos, ambdós processos passen consecutivament o es sobreposen.

LA DEMÈNCIA VÉ AL FINAL

La demència (deteriorament de memòria i d0altres funcions intelectuals) pot donar-se en el parkinsonià, però pràcticament sempre apareix al final de la seva evolució. Atenció amb la disminució precoç de les facultats intelectuals, doncs això suggereix un diagnòstic diferent a la malaltia de Parkinson.

LA "MANCA D'IRRIGACIÓ" SEMBLA PARKINSON
Les malalties vasculars cerebrals (arterioesclerosi cerebral i d'altres) poden donar símptomes semblants als de la malaltia de Parkinson, però quasi mai la síndrome complet de tremolor, rigidesa, hipocinèsia i alteració dels reflexes posturals.

Per latre banda, els pacients amb afectació vascular no responen a la levodopa.

QUE ÉS LA TREMOLOR?

No tot el que es mou involuntàriament és la tremolor. Segons el concepte clàssic (Déjerine, citat per Gil 88) , la tremolor és un moviment involuntari caracteritzat per oscilacions rítmiques que fa una part del cos respecte a la seva posició d'quilibri. Aquesta definició imposava com a criteris essencials: la ritmicitat, l'alternància de contraccions en els muscles agonistes i antagonistes , la desaparició durant la son, i la seva exageració per les emocions, el fred i el cansament. Hi ha definicions 74, 79 més modernes i precises de tremolor (I), però són més difícils d'entendre pel no iniciat.

LES ALTRES TREMOLORS

Hi ha molts tipus de tremolors. A part del que s'observa en la malaltia de Parkinson, la relació de tremolors és llarga i només anomenem les principals: tremolors fisiològiques, senil, essencial (o idiopàtica) , timopàtica (psicògena o "nerviosa"),   cerebelósa,   traumàtica,   etc.   Desciurem breument les més comuns.

TOTS TREMOLEM UNA MICA

La tremolor fisiològica, que és un fenòmen normal, seria la manera més freqüent de tremolar i és tipicament postural (es desencadena al mantenir una postura determinada).

Durant la vigilia tots els muscles presenten una tremolor fisiològica, i fins i tot apareix en algunes fases de la son. El moviment que es produeix és tan fi que quasi no es distingeix amb la mirada (és més visible en les puntes dels dits de les mans si es mantenen estirats).

ELS VELLS TREMOLEN MÉS

La tremolor senil: la tremolor senil és un dels signes neurològics més característics del pacient vell i, en certe manera, pot considerar-se normal o habitual trobar un cert grau de tremolor en malalts d'edat avançada.

Per altra banda, encara que determinades tremolors comencen durant la infància o la juventut, la majoria es manifesta en la sexta o la sèptima dècada.

Independentment de quan s'inicia o de quina és la seva causa, totes les tremolors es van agravant amb el pas del temps i tenen una evolució accelerada i greu en les persones velles. El seu sistema de control motor és deficitari en neurotransmisors i, per tant, és més fàcil el desequilibri davant diferents noxes.

LA TREMOLOR ESSENCIAL COMENÇA ABANS

La tremolor essencial és un dels diagnòstics més errats freqüentment. És una malaltia diferent tant en la seva causa, com en el seu pronòstic i tractament, pel que és imprescindible diferenciar-la.

Resumint i simplificant: si el què tremola és el cap o la veu, es tracta d'una tremolor essencial; si el tremola és la llengua o la barba, estem davant una malaltia de Parkinson.

De fet la tremolor essencial o "idiopàtica" és encara més freqüent que la malaltia de Parkinson: per cada parkinsonià hi ha més de dos pacients amb tremolor essencial i, segons algunes estadistiques, entre les persones més grans de 65 anys la prevalença de pacients amb tremolor essencial és fins 10 cops més gran.

Aquesta tremolor té una evolució molt lenta, i generalment és benigna: molts malalts ni tan sols van al metge, poden passar molts anys atribuint-t'ho a que la persona té mal polç. Quan la tremolor essencial cal que sigui tractada (no sempre) també els fàrmcs a utilitzar seran diferents.

LES DIFERENTS TREMOLORS ESSENCIALS

La tremolor essencial té moltes cares o, dit tecnicament, una expressió clínica molt variable 74,149.

Algunes formes de tremolor essencial passen només o preferentment fent activitats específiques (com escriure o mantenir un objecta en una posició particular), pel que entrarien en la categoria dels anomenats "tremolors ocupacionals".

Altres variants de la tremolor essencial són les tremolors de parts corporals aillades (de cap, de la veu, de la llengua, de la barba, o de la cara), l' anomenat tremolor ortostàtic (que surt funamentalment a les cames quan el malalt està dret) i les recentment reconegudes tremolors posttraumàtiques (la tremolor surt després de lesionar-seperifèricament la part corporal afectada) 132.

PERSONES NERVIOSES QUE TREMOLEN

Les tremolors psicògenes o timopàtiques es produeixen, tal com el seu indica, per una situació o estat psíquic alterat, i són freqüents en malalts amb ansietat o histèria.

Disminueix o desapareixen quan el pacient es distreu 47 , al contrari del que passa en tremolors orgàniques com el parkinsonisme (el pacient pot disminuir mijantçant concentració la seva tremolor que torna a sortir al distreures).

Les tremolors psicògenes tenen un principi típicament brusc i no augmenten amb el pas del temps (també a l'inrevés que els orgànics).

L'INTENCIONAT TREMOLOR CEREBELÓS

Hi ha altres tremors produides per lesions del cervell molt variades : alteracions congènites, infeccions, tumors, processos degeneratius, esclerosi múltiple, etc. La tremolor del cerebel és predominantment intencional (apareix al realitzar un acte voluntari) i disminuiex o desapareix en repòs, al contrari del que acustuma a passar en la tremolor parkinsoniana.

MOVIMENTS QUE NO SÓN TREMOLOR

L'important és diferenciar la tremolor dels altres moviments involuntaris que aquí em limito a nombrar: corea, balisme, atetosi, distonia, asterixis, clonus, mioclono i tics.Per les definicions, el lector interessat pot consultar obres clàssiques al respecte 3, 131.

QUAN UN AVI TREMOLA

Si una persona d'edat avançada presenta una tremolor des de fa poc temps, la nostra primera actuació serà una anamnèsi orientada a coneixer antecedents familiars de trastorns del moviment i, molt especialment, una relació detallada de la medicació de la medicació que ha pres durant els mesos anteriors (els pacients d'aquest grup d'edat acostumen a oblidar dades importants que serà necessari obtenir de la família). Les persones grans acostumen a patir afeccions variades que condiconen una polifarmàcia. En concret caldrà investigar si prenen fàrmacs antihipertensius, psicotrops, antagosnistes de la calç (cinarizina i flunaricina) etc. Si no hi ha antecedents familiars ni d'exposició a fàrmacs, el següent pas és descartar l'associació d'alteracions extrapiramidals o neurològiques d'altre índole.

ENTRE DOS TREMOLORS

Quasi sempre el dubte diagnòstic es redueix a les dues malalties més freqüents que produeixen tremolor: tremola per què té Parkinson o es tracta d'una tremolor essencial?. La majoria dels pacients amb tremolor essencial comencen joves i acostumen a tenir altres familiars afectats; en aquests casos, el diagnòstic és fàcil. El problema surt quan la tremolor essencial ha començat en una edat avançada i només afecta a un memebre de la família; aquests casos esporàdics de tremolor essencial pot confondre`s amb la malaltia de Parkinson i més encara si la tremolor afageix un "component de repós" o si s'associa una "marxa senil". En aquests casos l'exploració clínica és definitiva: si el pacient té rigidesa i bradicinèsia és malaltia de Parkinson (I).

86

HI HA SÍMPTOMES QUE NO QUADREN

Hi ha altres símptomes que encara que es poden trobar en la malaltia de Parkinson, resulta molt estrany que apareixin al rpincipi pel que cal pensar en un altre malaltia: trastorns del moviment d'ulls (suggereix paràlisi supranuclear progressiva), afectació preferent de la marxa amb caigudes des de l'inici (hidrocefàlia), augment exagerat dels reflexes a membres inferiors (mielopatia).

La precoç aparició de piramidalisme, rigidesa excessiva, apràxia, piramidalisme, símptomes cerebelosos o del sistema nerviós autònom apunten a un parkinsonisme degeneratiu (Parkinson plus).

SÍMPTOMES EXTRANYS AL PRINCIPI

Hi ha una sèrie de símptomes que, encara que es poden trobar en la malaltia de Parkinson, el normal és que surtin més trad, quan ja s'ha diagnosticat fa uns anys. Si surten abans, s'ha de dubtar que sigui una malaltia de Parkinson típica: tremolor cefàlica, disfagia, trastorns de la marxa, demència, signes autonòmics precosos , rigidesa o apràxia prominents, trastorns de la marxa i caigudes.

COM DIAGNOSTICA EL METGE

Ja varem dir que no hi ha exploracions específiques per diagnosticar la malaltia de Parkinson, encara que hi ha mètodes per valorar la seva presència.

El diagnòstic es basa en l'exploració neurològica, principalment l'exploració visual: quina postura té el pacient, com parpardeja, quina expressió facial té, com és la tremolor, si la té, quins moviments espontanis té, com camina, si braceja poc o molt mentre camina, com gira, etc.

També és important explorar el té (si hi ha rigidesa al movilitzar el canell o altres articulacions) i veure com es comporta a l'ordenar-li moviments repetitius o alternatius. Si els símptomes són suggerents pot assajar-se la resposta a la levodopa o altres antiparkinsonians. Si un pacient no millora amb levodopa, cal posar en dubte el diagnòstic de malaltia de Parkinson. L'apomorfina subcutània pot servir com a dignòstic de la tremolor en repòs (millora clarament als parkinsonians) 122.

L'ús de l'scanner (tomografia axial computerizada) o ressonància magnètica pot ser útil per descartar altres malalties que recorden la de Parkinson.

EXPLORACIONS SOFISTICADES

En el diagn`sotic cada cop es fa servir més les determinacions electromiogràfiques i els acceleròmetres 74 . Combinant aquestes dues tècniques es pot predir l'aparició de la tremolor i, per tant, fer el diagnòstic precoç (subclínic) de pacients amb risc de tremolor essencial o parkinsonià. Una manera "casolana" de quantificar la tremolor és utilitzant una píndola digitalitzadora adaptada a qualsevol ordinador compatible 75 , que reprodueix la tremolor que es produeix durant l'escriptura o dibuix; mitjançant diferenciació numèrica i anàlisi espectral es pot quantificar l'amplitud i frequência de la tremolor.

Hi ha proves complementàries molt complexes que només poden efectuar-se en laboratoris molt especialitzats, com l'estudi dels neurotransmisors en líquid cèfal-raquidi (I).

Una altra tècnica avançada, que comença a desenvolupar-se a Espanya, és la PET (tomografia per emisió de positrons). S'injecta un isòtop (18-fluorodopa) i s'estudia la manera en que ho capta el cervell, en concret el putamen (II), un dels ganglis de la base. En la tremolor essencial la captació és igual que en un subjecte normal, però en els parkinsonians, des del principi el putamen recull molt poc isòtop (fins un 35% menys en les fases inicials de la malaltia de Parkinson, encara que sigui molt car.

VIII. Com evoluciona la malaltia?

Ja vàrem dir que la degenració de la substància nigra no produeix cap símptoma fins que s'arriba a un deteriorament important (quan han mort tres de cada quatre neurones).

Hi ha alguns tòxics que ràpidament maten una gran quantitat de cèl-lules; per això els símptomes apareixen poc després i el pacient o el seu metge ràpidament els relaciona amb la causa. Però, habitualment, la pèrdua de neurones és un procés lent que es va instaurant de mica en mica.

MALALTS SENSE SABER-HO

Un pacient amb només la mitat de neurones en la substància nigra és un parkinsonià en potència encara que, ni ell ni els seus familiars notaran res anormal fins anys després. De tota manera, observant amb molt de cura, poden trobar-se detalls que no es corresponguin amb la seva edat: es mouen menys que abans, parpadegen menys, la seva cara ha perdut expressió, està durant més temps en una mateixa postura o mouen menys els braços mentre caminen.

Els veritables símptomes no s'aprecien fins anys més tard.

Ës el famós cas del futbolista que va desenvolupar la malaltia en la quinta dècada de la seva vida, i fins i tot, uns anys abans, quan ell encara jugava professionalment a fútbol, en els vídeos (repassats posteriorment) hi havien ja signes característics.

ESTÀ LATENT DURANT UN LLARG PERÍODE

El principi bioquímic i fisiopatològic de la malaltia de Parkinson , comença molts anys abans de donar els primers símptomes visibles. Des d'aquesta prespectiva, la malaltia de Parkinson no pot considerar-se una afecció "senil". Quasi el 30% dels pacients reconeix haver patit algun símptoma abans dels 50 anys, i un 10% inclús abans dels 40 anys.

Les proteiques (I) característiques de l'inici i evolució de la malaltia fan impossible establir una data excata de començamen dels símptomes, tal com James Parkinson ja va dir (II).

SÍMPTOMES CLARS ALS 57 ANYS

Independentment del llarg i tortuós inici, el promig d'edat en la que els pacients tenen clars símptomes de la malaltia es situa entre els 57 anys.

DIAGNÒSTIC ALS 61 ANYS

Sempre parlant de promig, con que s'acostuma a trigar quatre anys a diagnosticar la malaltia, la majoria dels pacients saben el que realment els hi està passant al voltant dels 61 anys.

DIFERENTS EVOLUCIONS

No hi ha dos parkinsonians iguals, cada un té una combinació de símptomes i un ritme d'evolució diferent. Acadèmicament podem distingir formes clínico-evolutives, segons el tipus de símptoma predominant i la rapidesa evolutiva de la malaltia es distingesen:

1. Una forma completa (tremo-rígit-acinètic): la més freqüent, en la que, en poc temps, es sobreposen els símptomes característics de la tríada: la tremolor, la rigidesa i l'acinèsia; té una rapidesa d'evolució mitja.

2. Les formes tremòriques, en les que la tremolor és l'únic o principal símptoma; responen menys a la levodopa però la seva evolució és menys dolenta que altres.

3. Formes rígit-acinètiques: l'absència de la tremolor fa que triguin més a diagnosticar-se; tenen pitjor pronòstic.

LA MALALTIA NO ÉS LA QUE ERA

La malaltia de Parkinson s'ha desnaturalizat en el món occidental. Els residents de Neurologia gairabé no tenen possibilitat d'observar l'evolució "natural" d'aquests pacients i, quan ho fan, dura pocs mesos.

Quasi sempre veuran malalts tractats, amb més o menys acert, i la complexa semiologia de les fases evolutives tardanes es diferencia bastant del que s'observava a principis de segle.

Ara, els símptomes clàssics surten contaminats pels efectes a llarg plaç dels fàrmcs o, molts cops, "enriquits" a l'associar-se altres processos relacionats amb la major supervivència (demència, encefalopatia vascular, etc) 8.

L'evolució "natural" de la malaltia no passa avui dia en els països desenvolupats. Degut al diagnòstic i a que aviat sel's hi dona levodopa, quasi sempre atenem a pacients amb evolució "modificada" de la malaltia de Parkinson.

ESCALES D'EVOLUCIÓ

Quan el pacient va al neuròleg pot observar que li fan una sèrie d'exploracions rutinàries, una mica llargues, sempre les mateixes, que investiguen determintas aspectes de l'esfera mental, de les activitats de la vida diària, de la seva capacitat motora o de les complicacions del tractament.

Si aquests exàmens són sempre els mateixos, en el mateix ordre i el metge va escribint números, li estan passan l'anomenada "escala unificada" (I). És l'escala més utilitzada i està validada com la millor aproximació a l'estat clínic real del pacient.

L'escala de Hoehn i Yahr, molt utilitzada per la seva simplicitat, es limita a dividir la malaltia en cinc estadis: afectació unilateral (I), bilateral (II), inici d'alteració de reflexes posturals (III), incapacitat severa (IV) i confinament a cadira o llit (V).

Pel pacient (i pel metge quasi sempre), el més important no és el grau de rigidesa o l'exploració dels reflexes posturals, sinó el que pot o no fer realment.

En la línia, hi ha escales senzilles que valoren exclusivament el percentatge d'activitats de la vida diària que pot realitzar el pacient (escala de Schwab i England).

RÍTMA DE DETERIORAMENT "NATURAL"

Abans de l'arribada de la levodopa el promig de vida des del principi de la malaltia era 10 anys 113 , en aquest temps es passa de l'estadi I al V de Hoehn i Yahr.

Naturalment, la medicació ha modificat molt favorablement aquestes espectatives , i és de soposar que es segueixi millorant en aquest sentit.

QUAN MOREN ELS PARKINSONIANS?

La supervivència i la qualitat de vida dels parkinsonians va canviar radicalment després de la introducció de la levodopaoteràpia, i segueix millorant. Però encara avui, viuen menys i més malament que els malalts sense aquesta malaltia.

S'han fet diferents treballs al respecte, dels que en triem dos de fets fa poc 28, 248. Els parkinsonians moren al voltant dels 78 anys (77 els homes, 79 les dones) el que representa 4 anys menys de l'expectativa de vida de la població general: 82 anys (81 els homes, 84 les dones) (I).

COM MOREN ELS PARKINSONIANS?

En la majoria, la mort els hi sobreve per infeccions (quasi sempre respiratòries), afeccions cardíaques (isquèmia coronària) i cerebro-vasculars.

La mortalitat és més important si s'hi associa demència, però la supervivència depen fundamentalment de que el nostre tractament sigui eficaç i de que diagnostique'm i tracte'm adequadament els problemes concrets associats al parkinsonisme.

D'aquí la importància d'aquest capítol: alguns pacients haguessin viscut més anys si haguéssin rebut el consell de menjar només en fase "on" i amb suplement de medicació per tal d'evitar aspiracions.

IX. Un neuròleg estratega.

El parkinsonià no és el capítol d'un text de Neurologia. És un home, o una dona, que comença a tremolar o a perdre agilitat. Con que el probleme continua, comença a preocupar-se, i un dia es decideix , per fí, a consultar-nos, mentre mastega la seva por, per què sap que podem confirmar-li que el que té és la malaltia que ja li havia dit el veí.

Mentre li estem parlant de que, per ara, no convé prendre Sinemet o Madopar, ell està pensant en la seva feina (si és que encara la té), en el que diran els seus amics o en com s'ho predrà el seu cònjugue. La seva vida canviarà des del moment que surti del nostre despatx. Com s'organitzarà la vida a paritr d'ara?. Això és el que l'importa a ell. I el neuròleg, que a més de metge és home, ha de tenir la suficient sensibilitat per plantejar-li la situació, la claretat del diagnòstic i el pla estratègic que adoptaran -junts- per tal de millorar la situació.

QUESTIÓ D'ESTRATÈGIA

El neuròleg ha de definir l'estratègia (I) del tractament segons com sigui el pacient. A la consulta pot arribar un parkinsonià de 65 anys que fa poca vida social i la tremolor de la mà esquerra (el símptoma més destacat) quasi no li molesta: se li pot aconsellar que, per ara, no li donarem res per què queden molts anys per endavant.

O un pacient de 80 anys, amb baix nivell cultural, que acabem de diagnosticar i que no té a ningú que li expliqui les dosi creixens d'agonistes; una opció fóra donar levodopa com a únic fàrmac. O un famós abogat de cinquanta anys que, des de fa mesos, ha observat una creixent pèrdua d'agilitat; li diem que no convé utilitzar medicament "forts" tan aviat, però no està disposat a renunciar a la seva situació prefessional; aleshores li donem selegilina i/o agonistes dopaminèrgics.

RESPONSABLE A LLARG TERMINI

El neuròleg és el responsable de l'estratègia a llarg termini del seu pacient. Altres metges, sobre tot el metge general, veuran al parkinsonià, li faran petites modificacions de la medicació, pujaran una mica la levodopa, quan el notin "parat" o suprimiran l'antidepressiu que li causa estrenyiment. Però tot fins que arribi la revisió de l'epecialista. L'ideal , és una bona con.nexió entre ambdós.

El pacient ha de saber que no hi ha cap tractament que pari o arregli la degeneració de cèl-lules de la substància nigra. Però que dispose'm de teràpies que alivien la simptomatologia notablement.

EL "VESTIT" CAL QUE SIGUI A MIDA

El tractament serà individualitzat en funció del tipus de símptomes, de la incapacitat funcional "personal" i de la relació entre benefici i riscs. No es poden donar normes fixes, només alguns criteris generals de tractament (I). Cal incloure una fisioteràpia (molt important: vegi's el capítol de rehabilitació) i una psicoteràpia d'ajut.

El tractament s'adaptarà a la situació personal i a com respongui cada pacient davant un fàrmac en concret. Cal deixar clar al pacient que no eliminarem els símptomes sinó només els millorarem, i que quedarem curts de medicació per tal de no hipotecar el seu futur. Pot ser bó fer servir des de l'inici diversos fàrmacs a dosi baixes.

L'elecció dels fàrmcs es farà 150 en funció de l'edat, de si té tremolor o no, de si s'associa hipotensió o afectació cognitiva, etc. Pels canvis de medicació ens posarem de la banda del pacient: en lloc d'una escala molt llarga és preferible preguntar-li per com s'ha moficat les seves activitats de la vida quotidiana.

DUES OÏDES, UNA SOLA LLENGUA

Ho deia Epicteto (II), el filòsof esclau: "La Naturaleza ens donat dues oïdes i una sola llengua; la qual cosa vol dir que hem d'escoltar el doble del que parlem". Això és espcialemnt cert pel metge que es llença a prescriure un tractament. No només ha d'atendre les característiques individuals del cas sinó, fins i tot, les preferències del pacient.

És imprescindible escoltar al pacient (sempre) i a la família (quasi sempre). Ells són els testimonis de com realment funciona la medicació. Si el pacient diu que està millor i que fa bé les seves feines quotidianes la puntuació de qualsevol altra escala és menys important.

Ell sap millor que ningú si el fàrmac nou li va millor que l'anterior, si el desvetlla o el restreny. Els seus familiars ens diran, més depressa que qualsevol test neuropsicològic, si està de més bon humor o si ha perdut memòria.

15 ANYS DE RELACIONS

El migranyós té poques varietats en les seves cefalàlgies i aviat apren a arreglar-se les coses per sí mateix, la majoria dels epilèptics venen un o dos cops a l'any i el dement deixarà aviat de comunicar-se eficaçment amb nosaltres. Però el parkinsonià és un pacient "per tota la vida". I ell ho sap. No li agrada haver d'explicar cada vegada la seva malaltia, la forma particular que li afecta o la manera particular que respon als diversos medicaments.

Per això tindrà molt de compte en triar el seu metge (al principi consultarà amb varis) però, si va arribar a decidir-se per nosaltres, la seva fidelitat serà permanent, passarà més revisions (inclús les telefòniques) que cap altre i, és molt probable, acabaremamb un cert grau d'amistat. Cal que us prepareu ambdós, malalt i metge per una llarga relació que, de mitjana durarà 15 o més anys 188.

Caldrà explicar-li progressivament i evitant detalls alarmants, les característiques de la malaltia, , el seu curs variable, que modifica poc l'expectativa de vida, que els fàrmacs són eficaços però incomplets, les possibles complicacions i les fundades esperanças en nous tractaments. No oblidem, encara que no estigui indicat en el seu cas, comentar-li que pot ser útil un tractament quirúrgic (si no li diem nosaltres, li comentarà algú o ho llegirà a la premsa). El vincle metge-malalt, tan important sempre és, si més no, més necessari entre el parkinsonià i el seu neuròleg habitual.

X. Un farmacèutic ben assurtit

El neuròleg ja ha posat el tractament. Però convé que el parkinsonià es porti bé amb el seu farmaceutic habitual. Que no s'equivoqui de medicaments i que els tingui sempre disponibles (hi ha moltes variants i dosi de la mateixa marca), que orienti sobre els efectes secundaris que poden surgir, que faci preparacions especials (com clozapina en petites dosi o levodopa en solució). Però això són situacions especials. D'entrada, busquem què és el que hi ha a la farmàcia que ens pugui interessar.

SA MAJESTAT LA LEVODOPA

És el fàrmac més important per la malaltia de Parkinson i el primer que va suposar un tractament simptomàtic d'una malaltia neurològica degenrativa.

En la malaltia de Parkinson falta dopamina i cal subministrar-la. Però si la donem per boca dopamina o la injectem no arrriba al cervell per què hi ha una espècia de filtre (la barrera hematoencefàlica (I)) que ho impediex.
De tota manera, sabem que les neurones són capaces de produir la seva pròpia dopamina si el's hi subministra alguns materials amb levodopa. I això és el que es fa: se li dona levodopa al pacient, que si atravessa la "barrera" hematoencefàlica, i les pròpies neurones del pacient produeixen més dopamina .

Això requereix que la fàbrica (les neurones) es mantingui en funcionament. Al principi de la malaltia no hi ha cap problema per què la substància nigra (que és a on al principi es realitza el treball de convertir levodopa en dopamina) hi ha suficients neurones. I amb dosi baixes de levodopa s'aconsegueix suficient dopamina per què el malalt es mantingui en bones condicions motores durant moltes hores. Però conforme avança el prcés, es va perdent, i al haver-hi menys cèl-lules disponibles, la feina de conversió és més lenta i irregular, i es va perdent eficàcia. Per això surten els problemes que van aguditzant-se amb el pas del temps.

Una dificultat afegida és que la levodopa no només actua en el cervell (on el seu efecte serà beneficiós pel parkinsonià), sinó que també actua en altres organs com el cor o l'aparell digestiu, produint efectes indesitjables com taquicardia, nàusees i vòmits. Això era especialment evident en els primers tractaments, quan s'utilitzava levodopa sola. Després es va descubrir que podeia eviatr-se aquests efectes perifèrics donant levodopa juntament amb alguna altra substància (carbidopa o benserazida).

LEVODOPA + CARBIDOPA (Sinemet)

El Sinemet (I) és un dels fàrmacs més coneguts pels parkinsonians. La idea és limitar els efectes adversos de la levodopa associant una substància (la carbidopa) que destrueix la levodopa a la sang (amb la qual cosa no deixa que faci mal a l'estómac, i així s'eviten les taquicàrdies o vòmits).
I con que la carbidopa no pot travessar la barrera hemato-encefàlica i la levodopa sí, aquesta pot seguir actuant en el cervell, transformant-se en la necessària dopamina.

Sí que cal tenir en compte les diferents proporcions entre levodopa i inhibidor. El Sinemet 25/250 va ésser la presentació original i significa que hi ha 25 mil-ligrams de carbidopa (l'inhibidor) per 250 mil-ligrams de levodopa (la substància activa); estan , doncs, en una proporció de 1:10.

Con que alguns pacients seguien tenint nàusees malgrat d'aquesta dosi de carbidopa, es va pujar la proporció de l'inhibidor que va passar de 1:10 a 1:4, en l'anomenat Sinemet Plus 25/100 que té 25 mil-ligrams de carbidopa (els mateixos que tenia Sinemet 25/250) però en el que s'ha reduït la quantitat de levodopa a 100 mil-ligrams.

En aquesta presentació hi ha doncs, menys levodopa (i proporcionalment més inhibidor), doncs produeix menys nàusees i efectes secundaris però també és menys efectiu per millorar els símptomes (II).

LEVODOPA + BENSERAZIDA (Madopar)

És l'opció de França i altres països europeus, però el sistema és el mateix: els efectes adversos de la levodopa s'amortiran aquí amb la benserazida, una substància amb acció molt similar a la carbidopa.

El producte comercial s'anomena Madopar (50/200), que vol dir que cada comprimit té 50 mil-ligrams de l'inhibidor (benserazida) i 200 mil-ligrams de levodopa.

Es tracta doncs, d'una proporció alta de l'inhibidor (1:4), similar a la de les formes "Plus" del Sinemet.

MÉS INHIBIDOR AL PRINCIPI

Sigui qui sigui l'inhibidor o l'amortiguador dels efectes secundaris de la levodopa, és al principi quan és més necessari, quan el pacient no s'ha acostumat a la levodopa i pateix freqüents nàusees i vòmits.

Tal com van passant els mesos i els anys, el parkinsonià tolera cada cop millor la levodopa i aleshores no cal afegir tant inhibidor, i fins i tot pot ser perjudicial mantenir una proporció alta (1:4) d'inhibidor. Per això, el pacient no s'ha d'estranyar si després de que el seu metge li parlés de les avantatges del Sinemet Plus 25/100, quan passen els anys torna a substituir-lo per l'antic Sinemet 25/250.

LEVODOPA TARDA (I)

Una cosa és la proporció entre la levodopa i el seu inhibidor (tot el que hem dit abans) i un altre totalment diferent la manera en que s'absorbeix i elimina la levodopa. Si administrem un comprimit normal de levodopa des de que la substància arriba a la sang fins que s'elimina passen 60-90 minuts. Això significa que si un pacient pren un comprimit cada 8 hores, uns cops té levodopa i altres no. Al principi de la malaltia, aquests ascens i descens ràpids de la levodopa en sang no els nota el pacient que es troba bé quasi tot el dia. Però conforme avança el procés, el pacient va notant que es queda sense levodopa ja que empitjora la seva mobilitat (el que es coneix com "wearing off", o efecte de fi de dosi) i està desitjant prendre la següent pastilla.

A part de les oscil·lacions en els símptomes, es suposa (amb raó) que l'elevació i descens ràpids de la levodopa) perjudiquen directament la substància nigra.

Per tal d'evitar això, van aparèixer les formes retardades de levodopa que consisteixen simplement en un tipus de comprimit que, en lloc de dissoldre's ràpidament, ho fa per etapes i va alliberant de mica en mica la substància. S'aconsegueix així que la concentració de levodopa pugi i baixi més lentament, i, sobre tot que es mantingui més temps estable a la sang.

El fonament d'aquestes formes retardades és que s'ha demostrat que produeix més beneficis i menys complicacions.

Es pensa que seria l'administració intermitent o "pulsàtil" de levodopa, mantinguda durant mesos, la causant de les discinèsies i altres complicacions tardanes. Els dos laboratoris competidors tenen formes retardades que s'anomenen Sinemet "Retartd" (I) i Madopar "HBS".

La levodopa retardada té inqüestionables avantatges però no està exempta d'efectes indesitjables o inesperats, com ocasional deteriorament d'alguns pacients 172. Altres cops, el pacient millora canviant la proporció de levodopa/carbidopa (en un sentit o un altre, depenent de la fase evolutiva). En aquests casos, cal plantejar-se el canvi de presentació o de combinació.

LEVODOPA PRAECOX (ii)

Hi ha cops que el què és pretén és aconseguir un efecte ràpid i curt de la levodopa, per exemple, per alguna activitat determinada, per superar una aturada important, o per, prenen dosi repetides, disminuir les oscil·lacions.

En aquests casos, es pot recórrer a prendre levodopa juntament amb begudes carbòniques o amb menjars rics en hidrats de carbó (veure l'apartat de dieta), que faciliten l'elevació plasmàtica ràpida de la levodopa.

Es pot recórrer a solucions "casolanes" en les quals la levodopa es dilueix amb aigua o un altre líquid afegint un estabilitzador per que no es faci dolent (la vitamina C serveix com a tal). Fa més poc temps, en aquesta línia, el laboratori que fabrica el Madopar ha presentat una manera soluble: Madopar solució, de la que encara és més difícil disposar.

El Madopar Dispersable, en píndoles de 125 (100+25) i 62.5 mg (50+12.5), que incorporen àcid cítric, es poden prendre com un caramel de sabor agradable (I). Les dosi baixes i el seu fraccionament, permeten un bon esclat de les dosi. Encara no estan disponibles a Espanya.

VITAMINA B6 CONTRA LEVODOPA

La vitamina B6 entra a competir amb la levodopa i disminueix la seva acció (només això, si es prenen juntes, no es produeix cap dany especial, només és com si s'hagués pres menys levodopa). Això només s'aprecia amb dosi altes de vitamina B6 pel que no s'ha de suprimir preparats polivitamínics que portin poca quantitat.

BROMOCRIPTINA CONTRA LA SECRECIÓ LÀCTICA

Quan una dona presenta una secreció làctica espontània cal descartar un petit tumor de la hipòfisi que es diu prolactinoma.

Generalment no fa falta cap intervenció, només tractament amb algun fàrmac que sigui capaç d'inhibir la secreció làctica.

El primer en utilitzar-se va ser la bromocriptina. Es va descobrir que, a més de frenar la pujada de la llet a la dona serveix per millorar els símptomes motors de la malaltia de Parkinson.

Això passa per què és un antagonista dopaminèrgic (I), o sigui, que produeix una acció d'alguna manera semblant a la dopamina. Per aconseguir la majoria dels parkinsonians es varen emprar dosi de bromocriptina (II) molt més altes de les inicialment previstes.

Alguns van proposar retirar la levodopa i tractar-los exclusivament amb bromocriptina, però les dosi eren aleshores molt elevades i els efectes secundaris importants.

UNA BOMBA DE...LISURIDE

Poc temps després de descobrir-se els beneficis de la bromocriptina pel tractament del Parkinson va aparèixer un altre agonista dopaminèrgic, el lisuride.

És un potent agonista D2 i D3 però té la desavantatge de que la seva mitja plasmàtica (III) és molt curta, pel que el seu efecte sobre els símptomes parkinsonians duraven poc temps.

Per què aquests efectes durin més i estalviar les fluctuacions de resposta s'utilitzaran bombes de perfusió subcutània (I). Sota la pell s'instal·lava un sistema petit que anava alliberant molt lentament però continuadament una solució líquida de lisuride.

El sistema era ingeniós i va donar expectatives, però després d'una etapa d'interès, va ésser retirat pels problemes d'instal-lació i de manteniment que requeria.

PERGOLIDA: EL MÉS RECENT

Dels antagonistes dopaminèrgics avui disponibles a les farmàcies, el més recent és la pergolida. La seva potència és deu cops més gran que la de la bromocriptina i la seva vida mitja plasmàtica es quinze cops més prolongada 253.

La pergolida comparteix amb la bromocriptina l'agonisme D2 (el principal de cara a millorar la resposta motora) però, a més, és un bon agonista D1.

Dels treballs que comparen diverses fàrmacs, varis autors ha suggerit resultats clínics semblants; però les publicacions sortides fa més poc venen a destacar que la pergolida és més eficaç, està més temps a la sang i, en general, produeix menys efectes secundaris.

CRÍTICA DE LA LEVODOPA PURA (I)

Cada cop hi ha més crítiques amb la levodopa com a únic fàrmac antiparkinsonià. I l'explicació és molt simple: la levodopa pròpiament dita no pot actuar sobre les cèl·lules nervioses. L'acció la realitza la dopamina.

I per què la levodopa actuï fa falta que, prèviament, les neurones (les que queden sanes) la transformi en dopamina, que és la que millora els símptomes.
Quan progressa la malaltia de Parkinson, i es van morint les neurones, ja no es pot transformar la levodopa en dopamina, i per tant no serveix per res.

Una de les avantatges dels agonistes és que actuen directament sobre els receptors de dopamina. Això significa que, després d'arribar al cervell, estan immediatament disponibles i no necessiten (com la levodopa o altres substàncies) que les neurones intervinguin en metabolitzar-los o transformar-los; per això tampoc es generen radicals lliures ni altres productes de desfet que puguin ser tòxics.

Una altre qualitat és que, precisament per què la seva acció no necessita les neurones, quan aquestes vagin morint al progressar la malaltia, els agonistes (pergolida, bromocriptina o altres) seguiran essent igual d'eficaços 4. La tercera avantatge és que l'absorció dels agonistes quasi no es veu influenciada pel menjar (en diferència del que passa amb la levodopa).

I, finalment, no es necessiten tantes preses al dia per què els agonistes duran en sang molt més que la levodopa.

LES AFINITATS ELECTIVES (I)

Sigui quin sigui l'agonista triat, està clar que cal combinar-los amb levodopa. Els agonistes tenen afinitats "electives" per determinats receptors. Tots els que es fan servir per la malaltia de Parkinson són agonistes D2, mentre que la seva afinitat pels altres receptors (D1, D3, D4 i D5) és el que els diferencia 159.

Durant els darrers vint anys s'han assetjat més de 40 diferents tipus d'agonistes dopaminèrgics, i altres segueixen en fase experimental. Enriquiran l'arsenal terapèutic quan demostrin la seva eficàcia en els assaigs clínics. Fins ara, destaquen la cabergolina, el pramipexol i el roperinol, encara que encara no estan comercialitzats en el nostre país.

EL CAPELLA I L'ESCOLÀ

El fàrmac més eficaç és la levodopa, però necessita un ajudant. La combinació de levodopa i un agonista dopaminèrgic des del principi pot reduir els efectes secundaris a llarg termini 188. L'agonista dopaminèrgic millora, per sí mateix, la resposta motora, i això permet reduir la dosi de levodopa., que és la principal causa dels problemes tardans. Fins i tot pot començar-se només amb agonistes, i això és adequat sobre tot pels malalts joves. Però, sigui com sigui a l'inici del tractament, després d'un cert temps, quasi tots els parkinsonians han de combinar la levodopa amb algun dels agonistes disponibles: el capellà treballa millor amb escolà. I en les dosi respectives quasi tots estan d'acord: poca quantitat de levodopa i la que es necessiti d'agonista.

Tant la levodopa com l'agonista dopaminèrgic s'adaptaran al pacient. De levodopa pot utilitzar-se Sinemet (levodopa-carbidopa) o Madopar (levodopa-benserazida) indistintament, però el que el neuròleg ha d'adaptar a cada pacient és la proporció (1:4 o 1:10) que li sigui més eficaç i, sobre tot, decidir l'ús de formes retardades o dispersables.

L'agonista dopaminèrgic triat també depèn de la resposta individual del pacient. El que es va utilitzar primer va ser la bromocriptina (Parlodel), després el lisuride (Dopergín) i, últimament, la pergolida (Pharken) (I). El neuròleg, ha de decidir el que sigui més eficaç i menys problemes doni en cada cas, i per això escoltarà molt atentament la "impressió" del pacient doncs, hi ha certes "afinitats" individuals. Hi ha ocasions, després d'un cert temps amb un agonista, canviar a un altra pot resultar beneficiós.

ESCUDERS, ASSISTENTS I AJUDANTS

Ja hem dit que la substància més eficaç en la malaltia de Parkinson és la levodopa i que pràcticament tot el món està d'acord en que cal canviar-la (abans o després, més aviat abans) amb agonista dopaminèrgic.

Doncs bé, la llista de medicaments que necessita o pot necessitar el parkinsonià no acaba aquí. La cort de fàrmacs auxiliars és molt extensa: selegilina, amantadina, anticolinèrgics, antialèrgics, antioxidants, neuroprotectors, citicolina i altres.

LA "PROTECTORA" SELEGILINA

La selegilina (Plurimen) és un inhibidor de la MAO-B i se li atribueix un efecte "protector" sobre les neurones (I). Va haver-hi una època en que a la selegilina se li atribuïen qualitats exagerades rejovenidores (algunes van arribar a presentar-la gairebé com un elixir de l'eterna joventut); per altre banda, algunes publicacions han qüestionat el seu treball.

La selegilina és un fàrmac útil, en especial al principi de la malaltia, sobre tot en pacients joves, i permet retardar o reduir el tractament amb levodopa. Té, a més, un efecte lleugerament antidepressiu, i sembla que, els malalts que l'utilitzen , milloren les seves funcions cognitives 63.

ANTIGRIPAL CONTRA EL PARKINSON

L'amantadina s'utilitzava contra la grip i altres malalties víriques. Fins que es va descobrir el seu efecte antiparkinsonià (II).

No és eficaç en tots els malalts (només en dos de cada tres) per si actua, ho fa de seguida (la simptomatologia millora en dos o tres dies) i durant varis mesos.

Desgraciadament, el seu efecte va disminuint amb el pas del temps, i normalment cal retirar-la (per inútil) abans de l'any.

UNA INJECCIÓ CONTRA EL BLOQUEIG

L'apomorfina s'utilitzava en el tractament de l'alcoholisme. Fa molt de temps que es va demostrar el seu efecte antiparkinsonià però es va abandonar pel seus intensos efectes secundaris. Fa uns anys ha tornat a posar-se de moda per tractar els casos de bloqueig greu, per via subcutània. En cas de que el pacient es pari o es bloquegi, se li administra l'apomorfina sota la pell, amb una xeringa igual que les d'insulina pels diabètics. El seu efecte és ràpid però curt (uns 30-45 minuts); per tal d'estalviar les intenses nàusees que produeix, el pacient ha d'estar en tractament previ amb antiemètics (I) (com el domperidone o Motilium).

ANTICOLINÈRGICS DE DOBLE TALL

Els anticolinèrgics, són útils encara en les formes en que hi predomina la tremolor. Però es fan servir cada cop menys, per què el seu treball resulta fisiològicament contradictori: ja està disminuïda la transmissió colinèrgica en la malaltia de Parkinson per disminuir-la encara més.

Els més coneguts són el trihexifenidilo (Artane) i biperidibo (Akineton). Tenen mala (i merescuda) reputació com a inductors de trastorns cognitius (pèrdua de memòria, episodis de confusió); també produeixen sequedat de boca i estrenyiment.

Però, a petites dosi i en malalts joves (en els que estaria més indicat), poden, a més de disminuir la tremolor, produir un cert efecte "euforitzant" que, col.lateralment, poden beneficiar el fons depressiu d'alguns malalts 123.

ANTIAL·LÈRGICS EN EL PARKINSON

Els antihistamínics o els antidepressius tenen suaus efectes anticolinèrgics, són més ben tolerats i representen una alternativa, sobre tot els antidepressius tricíclics (però estan completament contraindicats els antidepressius inhibidors de la MAO).

QUE NO S'OXIDI LA SUBSTÀNCIA NIGRA

Els antioxidants, com la vitamina E, són substàncies que eliminen radicals lliures per que estalviarien el dany que fan a la substància nigra. Les esperances inicials que es varen tenir en aquesta vitamina no sembla que s'acompleixin : després de prendre-la diàriament, no s'observa milloria clínica significativa, possiblement degut a la seva limitada penetració cerebral 6, 14.

ALTRES NEUROPROTECTORS

Gangliòssits GM1: Encara que alguns 187 diuen que falten dades i que poden tenir efectes secundaris (algunes neuropaties agudes motores), els gangliòssits han demostrat experimentalment algun efecte neuroprotector 108, 109 , i clínicament, es varen mostrar eficaços i segurs en 10 pacients en els que, després d'infusió endovenosa, els mateixos malalts s'ho autoadministren subcutàniament durant 18 mesos 224.

TOLCAPONE: ACABA D'ARRIBAR

Aquest mateix any iniciem a Espanya (simultàniament amb altres països europeus) els assaigs clínics amb una substància nova, el tolcapone. La seva forma d'acció és diferent: a través de la inhibició d'un enzim, prolonga l'acció de la levodopa, i les primeres dades semblen positives. No sortirà a les farmàcies fins 1998.

SERVEIX LA CITICOLINA?

Encara que la seva eficàcia clínica és qüestionada per alguns, la citicolina té certament una acció nootropa (I), i es fa servir pel deteriorament cognitiu, per millorar el nivell de consciència en traumatismes craniencefàlics i fins i tot per millorar l'agudesa visual 48. Fa poc ha estat aprovat el seu ús per la restrictiva FDA (associació americana pel control de medicament). Pot utilitzar-se com a fàrmac auxiliar, potenciant quelcom els efectes de la levodopa.

ES VA EQUIVOCAR EL METGE DE TRACTAMENT?

Si el parkinsonià mira el prospecte d'aquest últim medicament que li ha receptat el seu neuròleg pot pensar que aquest s'ha equivocat: si jo no tinc epilèpsia, ni estic boig, ni tinc vòmits, per què em fa prendre això?. En cas de dubte cal preguntar (que podria ser realment una equivocació). Però habitualment no. Hi ha substàncies amb indicacions particulars (antiepilèptiques, antidepressives i altres) en les que s'hi ha trobat o s'hi suposa una certa acció antiparkinsoniana.

Em limitaré a esmentar-les: lamotrigina (antiepilèptic) 139, dextrometorfano 142, inhibidors MAO-A com la moclobemida 228 , albuterol (agonista beta2- adrenèrgic) 13 , fluoxetina (antidepressiu, potenciador de la transmissió serotoninèrgica amb estudis a favor 72,181, i en contra 180), buspirona (antipsicòtic contra les discinèsies) 34 , toxina butolínica (I) 191, famotidina 179, ciclosporina A 247 i dihidroergoxristina 35.

XI. Un bon metge general

Pel parkinsonià és important l'estratègia de tractament a llarg termini que elabora el seu neuròleg.

Però la batalla quotidiana , el dia a dia de la seva malaltia l'ha de resoldre el seu metge de capçalera, que el coneix de tota la vida. El seny i la perícia d'un bon metge de medicina general (I) és una de les principals armes contra el Parkinson.

DOCTOR, NO EMPITJORI EL MEU PARKINSON

La primera norma d'un metge és no perjudicar al pacient ("Primum non noscere", deia el clàssic). I és el que cal estalviar.

Un bon metge general tindrà molta cura de que els seus pacients grans no prenguin determinats fàrmacs amb acció anti-dopa que afavoreixin l'aparició de parkinsonisme; o si cal, fer-los servir en períodes curts i sota estricta vigilància.

Per altra banda, si en un pacient se li ha diagnosticat la malaltia, cal evitar utilitzar des de l'inici dosi elevades de levodopa que milloraran molt al principi als pacients, però estan hipotecant el seu futur, doncs, tindran complicacions relacionades amb el tractament aviat.

CONFIANÇA PROPERA

El parkinsonià va al neuròleg, segons els casos, dos a sis cops a l'any.

D'ell obtindrà l'opinió especialitzada i les línies estratègies bàsiques pel seu tractament.

Però cal que tingui confiança en algú proper, un bon metge general que el comprengui, que estigui ben informat de la seva situació neurològica, que conegui prou la malaltia de Parkinson, que pugui resoldre-li els problemes concrets que es presenten i que, en un moment donat, sigui capaç de decidir sobre la marxa una modificació del tractament fins consultar a l'especialista.

NO NOMÉS ET POSES MALALT DE PARKINSON

No totes les molèsties dels parkinsonians venen d'aquesta malaltia.

Un pacient de Parkinson acostuma a tenir altres malalties que, per elles mateixes, produeixen símptomes o agreugen els del procés principal. Fins i tot pot ser que el parkinsonisme sigui relativament benigne en relació a alteracions més greus.

Les altres malalties o les seves medicacions poden influir en el curs o en el tractament de la malaltia de Parkinson. El seny del metge general, el que es coneix al pacient de tota la vida, serà necessari per diferenciar una simptomatologia d'altres, o per donar prioritat a uns o altres tractaments.

COR I PULMÓ

El parkinsonià pot tenir dificultats per caminar d'origen no neurològic. Si es queixa de manera especial en els passeigs una mica llargs cal tenir en compte una eventual díspnea d'origen cardiorespiratori.

La medicació antiparkinsoniana pot posar de manifest una insuficiència cardíaca latent (per isquèmia coronària o arítmia) del qual els símptomes poden ser reveladors pel metge general.

HIPERTENSORS I HIPOTENSORS

Un cop conegut el diagnòstic , el metge general evitarà hipotensors que poden empitjorar la malaltia de Parkinson (com la clonidina) o interaccionar amb la levodopa (com la metildopa). També anirà amb molta precaució amb els diürètics que poden empitjorar l'hipotensió ortostàtica en pacients que prenen levodopa o agonistes dopaminèrgics.

HI HA MOLTS "MAREIGS"

Si un parkinsonià comença a patir el que de forma vaga descriu com "mareigs", el metge general ha de diferenciar si li ve d'una hipotensió ortostàtica per algun medicament nou, a l'associació d'insuficiència vàsculo-cerebral, a empitjorament dels alterats reflexes posturals o a la sedació provocada per tranquilitzants.

Una bona anamnesi juntament amb el gran coneixement del pacient són claus del diagnòstic i.... del tractament.

ARTROSI - PARKINSON - ARTROSI

Es imprescindible atendre els diversos problemes osteo-articulars que presenten els parkinsonians, secundaris a les postures anòmales, a l'immobilitat o a les distonies, que condicionen artrosi i deformitats esquelètiques en els membres inferiors i columna vertebral.

La hipocinèsia parkinsoniana empitjora al mateix temps l'immobilitat. En cas de discinèsies o de greu alteració de reflexes posturals, el risc de caigudes i fractures òssies és elevat.

GLAUCOMA I PRÒSTATA

El glaucoma (augment de la pressió de l'ull) i els problemes de pròstata acostumen a empitjorar amb els fàrmacs anticolinèrgics. I el pacient pot oblidar-se de comentar-ho a l'especialista.

HÈRNIA D'HIAT

La levodopa i els agonistes dopaminèrgics poden obrir la vàlvula hiatal, afavorint el reflux del suc gàstric cap l'esòfag que s'inflama. Si es produeixen nàusees i vòmits, l'esofagítis empitjora.

El metge general està atent a aquesta complicació dels seus pacients amb hèrnia d'hiat, que estan especialment predisposats a les lesions mucoses esofàgiques de tipus erosiu i fins i tot hemorràgiques.

HEPATOPATIES

El metge general ha de comprovar les modificacions analítiques (transaminases, bilirrubina) o l'aparició eventual d'icterícia si un pacient amb hepatopatia coneguda, acabada de passar o antiga, comença a prendre antiparkinsonians.

MELANOMA I LEVODOPA

Aquella zona pigmentada de la pell ha començat a créixer des de que el pacient pren levodopa. El metge general pot avançar-se al desenvolupament d'un melanoma.

LA LLISTA NEGRA

Hi ha substàncies utilitzades alguns cops en intervencions quirúrgiques (merperidina) que poden produir reaccions molt perilloses en els parkinsonians tractats amb selegilina. No sempre passen casos tan greus.

Però hi ha una sèrie de medicaments que poden empitjorar la malaltia de Parkinson, provocar parkinsonisme (al menys en alguns individus) o produir reaccions amb els antiparkinsonians. Aquí donem una relació (I) , que podria ampliar-se, de les substàncies (entre parèntesi els noms comercials més usats).

Neurolèptics: butiroferones (Haloperidol), tioridacina (Meleril, Visergil), pimozida (Orao), flupentixol (Deanxit), flufenacina (Celesemine), trifluoperacina (Eskazine), clorpromacina (Largactil), tiapride (Tiaprizal).

Antidepressius: amoxapina (Demolox), perfenacina (Mutubase, Deprelio).

Antiemètics (I), procinètics, antivertiginosos: metoclorpramida (Primperan), metopimazina (Vogalén), cleboride (Flatoril, Clanzoflat), tietilperacina (Torecan), sulpiride (Dogmatil, Tepazepam, Ansium), dixiracina (Vertigum).

Hipotensors: reserpina (Adelfan, Brinerdina, Tensiocomplet), metildopa (Aldomet).

Antagonistes de la calç: flunaricina (Sibelium,Flurpax), cinarizina (Stugerin, Clinadil).

Altres: buspirona (Buspar, Narol, Ansial), liti (Plenur).

Alguns d'aquests fàrmacs poden tolerar-se en dosi baixes, o fins i tot utilitzar-se per aprofitar una determinada acció. En cas de dubte, cal consultar al metge de capçalera o al neuròleg.

CONNEXIÓ METGE GENERAL - ESPECIALISTA

La tendència de la medicina actual és salvar les barreres entre els nivells d'atenció primària i especialitzada. El parkinsonià sortirà molt beneficiat si , a més de confiar en el seu metge general i en el seu neuròleg, aconsegueix que aquests mantinguin una relació freqüent i cordial, en la que poden intercanviar dades i opinions sobre la seva situació clínica.

XII. Tres rehabilitadors

El parkinsonià necessita tres "rehabilitadors", és a dir, tres nivells d'atenció que analitzarem en aquest capítol:
- Rehabilitar el cos.
- Rehabilitar l'ànima.
- Rehabilitar la casa.

REHABILITAR EL COS

L'activitat física és un gran mitjà per alleugerir tensions. Durant l'exercici es produeixen unes substàncies químiques denominades endorfines que són tranquilitzants naturals i produeixen un relaxament corporal fisiològic. Els parkinsonians es beneficien a més per què l'exercici estira i enforteix els muscles.

INSISTIR EL NECESSARI

Tots els especialistes coincideixen en que la rehabilitació motora és fonamental, però alguns no insisteixen prou en els seus pacients. L'artrosi i l'hipotròfia muscular estan a l'aguait en aquells pacients de mobilitat limitada i l'única forma d'evitar-los és la rehabilitació activa i passiva. Les tècniques actuals inclouen nous aspectes i estan , per suposat, adaptades a la malaltia 116.

Igualment és necessària la rehabilitació muscular.

En l'inestabilitat postural i en els trastorns de locomoció desenvolupa un paper l'atròfia d'una classe especial de fibres musculars (les tipus II) que poden recuperar-se mitjançant exercici físic dirigit.

ESTIRAMENT I "AERÒBIC"

L'exercici és vital per mantenir òptimament les funcions motores en aquests pacients. Un programa adequat dissenyat individualment pot compensar la manca de mobilitat. El millor és combinar pautes d'estirament muscular i exercicis d'aeròbic 235 . L'estirament és particularment important doncs és la millor forma d'obtenir el màxim rang de mobilitat articular. Els exercicis d'aeròbic milloren les funcions cardiovasculars i pulmonars i, a més, poden beneficiar l'estat anímic. Uns exemples serien la natació, la marxa (sobre tot aquests dos primers), bicicleta estàtica, "rem estàtic" i "jogging".

TÈCNIQUES PER CAMINAR

L'anàlisi crític del metge o del terapeuta físic sobre les respostes posturals, marxa i història de caigudes pot suggerir altres mesures que poden millorar el balanç i la marxa.

ESTALVIAR ENTREBANCS

Per caminar acostuma a donar millor resultat les sabates amb soles de cuir, cal prescindir de sabates amb soles de goma que s'arrapen excessivament a terra.

Portar ben posat i agafat el calçat. Utilitzar tires o abraçadores pel turmell en pacients que constantment s'entrebanquen o cauen. Assajar amb bastons i caminadors.

SUPERAR LA CONGELACIÓ

Fer servir trucs per iniciar la marxa: intentar donar una puntada de peu al bastó, cantussejar una música de "marxa", donar una passa sobre el mànec del bastó invertit, utilitzar un bastó amb senyal de referència visual, etc...

Portar genolleres o colzeres i guants de bicicleta per minimitzar lesions en les caigudes endavant. Alliçonar al pacient per que camini lentament de manera que la congelació sigui menys probable que produeixi una caiguda. En cas de retropulsió, és bo utilitzar talons alts per mantenir el centre de la massa endavant i reduir la retropulsió i les caigudes cap enrera.

REHABILITAR L'ÀNIMA

La rehabiliatció de l'ànima, de la psique o de l'actitud vital (digui's com es vulgui) és fonamental en tots els pacients crònics però especialment en el parkinsonià.

ESTRÉS I MALALTIA

Molts metges estan d'acord en que l'estrés agreuja una sèrie de situacions mèdiques com l'hipertensió arterial, les malalties cardíaques i fins i tot el càncer.

L'estrés provoca respostes automàtiques de lluita o fugida en resposta a un perill que es percep i que desencadena una sèrie de reaccions corporals amb alliberament de vàries hormones, com l'adrenalina i noradrenalina (dos importants neurotransmisors) que fan que s'acceleri el pols, es tensin els muscles i s'aguditzin els sentits.

Estar alerta pot ser beneficiós, però si el cos està constantment en màxima tensió es produeixen efectes secundaris negatius. Per exemple, s'allibera cortisol que augmenta els nivells de colesterol i el risc d'ateroesclerosi i malaltia cardíaca.

ESTRÉS I PARKINSON

La connexió entre l'estrés i la malaltia de parkinson és encara més directa. La majoria de parkinsonians empitjoren els seus símptomes, especialment la tremolor, quan estan amb estrés emocional o físic. L'estrés provoca no només més alliberament de noradrenalina, si no també d'acetilcolina .

Això augmenta el desequilibri entre aquests neurotransmisors i la dopamina, ja deficitària en els parkinsonians. Aquest desequilibri està directament lligat a la tremolor de repòs i a la rigidesa (precisament per això es fan servir fàrmacs anticolinèrgics per combatre'ls).

A més, la tensió muscular que acompanya la resposta de lluita-fugida incrementa la rigidesa i la bradicinèsia 161.

A QUÈ ANOMENEM ESTRÉS?

Per altre banda, la percepció d'estrés és diferent per cada persona.

126

Hi ha situacions de perill real que alguns suporten amb serenitat, i altres que s'alteren per què sel's hi ha trencat la vaixella. I també depèn de com s'interioritzi o s'expressi l'estrés. Hi ha persones aparentment tranquils que pateixen per dins més que altres que expressen fàcilment les seves emocions. Com ja deia un literat del qual ara no recordo el nom, l'important no és el que li succeeix a una persona a la vida, si no la forma en que ho sent.

LOCALITZAR L'ESTRÉS

Per atacar a l'enemic primer s'ha de localitzar. El primer pas és identificar les fonts d'estrés, les situacions que són capaç de produir tensió física o emocional a aquest pacient en concret. Un cop localitzat l'origen de l'estrés, la teràpia consistirà en evitar o deshabituar progressivament, en aprendre a relaxar-se i en programar activitats compensadores.

DEL SENTIMENT LÚDIC DE LA VIDA (I)

Sempre recomano als meus pacients parkinsonians que canviïn la seva actitud vital. Són coneguts els trets peculiars de personalitat d'aquests pacients (hiperresponsables, antihedonistes, meticulosos) siguin premòrbits o no. I no parlarem (que podríem fer-ho) de les seves repercussions patogèniques.

La manera en que una persona es posa malalta evoca molts cops la manera que viu 99 i, el que està clar, és que al parkinsonià li va especialment be reconciliar-se amb ell mateix, gaudir en el possible del que el rodeja (cosa que molts s'hi havien negat).

En aquest sentit, convindria que el nostre pacient "redefinís els vincles amb el seu entorn" 100 . La rehabilitació moderna s'orienta, més que a la reinserció laboral, cap a la integració social 18. Si aconseguim que el pacient s'impliqui en el seu entorn la milloria serà important, i tot el que constitueixi assoliment, joc o divertiment serà beneficiós.

Personalment he tingut ocasió de comprovar aquest efecte en alguns pacients que es van sobreposar a la seva malaltia millorant notablement després d'implicar-se socialment en feines socialment gratificants 66 . Però això no és nou, els bons resultats d'aquesta rehabilitació "social" són coneguts i estan recollits en treballs científicament controlats 182.

PSICOTERÀPIA

La rehabilitació psicològica no és menys important. Normes generals com les comentades les pot donar el neuròleg, però molts pacients requeriran en un moment donat un ajut especialitzat, psicoteràpic, en el que la vessant social sempre estarà present 76.

La psicoteràpia pot millorar la situació d'abandonament , soledat i depressió a que la malaltia, edat i altres circumstàncies porten a aquests malalts.

REHABILITAR LA CASA

També cal rehabilitar la casa: costa molt poc, en comparació amb el gran benefici que suposa pel pacient, fer una sèrie de reformes al domicili que li facilitin les activitats de la vida quotidiana, des de posar nanses en el bany a marques de colors en els passadissos, canvis d'iluminació, utilitzar llençols de seda en els que s'hi mogui millor o vasos especials per que l'aigua no pugui caure. L'ideal és recorre a personal especialitzat en aquest tipus de treballs.

XIII. Problemes concrets i solucions

A part de les grans línies de tractament, i dels símptomes importants (la tremolor, la rigidesa i la manca de mobilitat), en la malaltia de Parkinson poden sortir problemes concrets (I) que exigeixen un plantejament i solucions específiques. Alguns poden convertir-se en urgència vital i altres són excepcionals; la majoria seran molèsties quotidianes, aparentment sense importància (pel metge) però a les que el malalt hi dona molta importància (aquest pacient fidel al que amb el tracte d'anys acaba concedint privilegis d'amistat). Ell confia en nosaltres quan li recomanem una dieta pel restrenyiment, un xampú per la seborrea o alguna forma de disminuir aquest "salivar" que tant l'incomoda davant d'amics.

LA SALIVA S'ESCAPA

A molts parkinsonians la saliva se li escapa de la boca, caient-li pels llavis sense que el pacient pugui evitar-ho. Aquest "salivar" no és greu però resulta molt molest, i socialment resulta molest.

Abans es pensava que era per un excés de producció de saliva, però no és així: el volum de saliva que produeixen els parkinsonians és similar als que no ho són 23.

L'aparent hipersialorrea (I) és degut a que no degluteixen be. Un cas especial és la hipersialorrea "de rebot" de pacients als que, pel que sigui es suspenen els anticolinèrgics que estaven prenen.

El tractament pot ser tan senzill com apujar una mica la medicació dopaminèrgica: disminueix el "salivar" al millorar la mobilitat de la boca i faringe. Si amb això no n'hi ha prou es poden afegir anicolinèrgics però cal anar en compte amb els efectes secundaris. També poden fer-se servir pegats transdèrmics d'escopolamina 38.

QUE NO S'ENNUEGUIN

Els trastorns de la deglució són més freqüents conforme avançar la malaltia (II). El pacient té la sensació de que s'ennuegarà, nota que el menjar se li fa "etern" a la boca, o be a la seva faringe (a la val·lècula) queden restes d'aliments o de medicació). La dificultat a l'empassar provoca que la saliva s'acumuli , el que fa, també, empitjorar la deglució, trastorna el llenguatge i produeix el salivar que tan deplorable li resulta socialment. Si la disfàgia és important, arriba a comprometre la hidratació o l'estat nutricional (atenció a les pèrdues de pes que es desenvolupen en poques setmanes o mesos), o pot ser la causa de complicacions respiratòries 42.

El pacients aprofitaran per menjar durant el període "on" i, si és necessari, donarem una sobredosi dopaminèrgic mentre està ingerint els aliments. Les dietes toves es desplacen millor a la boca i esòfag,; con que, a més el pacient pren menys líquid per separat, reduïm el risc d'aspiració.

Una nova formula soluble de levodopa i benserazina (Madopar LIQ 100/25 i 50/12.5), s'ha presentat amb la disfàgia com a indicació precisa. A més de deglutir-se millor, se li suposa una absorció més ràpida i estable 65.

Cal tenir molt de compte si, en pacients que empassen malament, s'utilitzen anticolinèrgics contra el salivar: disminueixen la producció de saliva però destorben els moviments peristàltics de deglució 36; a més, la saliva s'espesseix i això empitjora el procés. Rarament, quan la dificultat a l'empassar és tan important que s'altera la nutrició o hi ha riscs greus d'aspiracions, cal recorre a la sonda nasogàstrica o a una intervenció quirúrgica sobre l'esòfag.

MÉS PRIMS, MENYS GANA

La gana i l'estar tip necessiten circuits neuronals complexes, dels quals desconeixem detalls íntims (I) tant en parkinsonians com en subjectes normals. Els parkinsonians pesen, en general, menys que les persones normals i tenen menys gana. S'atribueix aquesta anorèxia (o hiporèxia) a un trastorn central primari de la gana, fins i tot es parla d'una "síndrome hipotalàmic lateral" (II) en la malaltia de Parkinson 163.

Caldria esbrinar si el trastorn de la gana en els parkinsonians és una peculiaritat "bàsica" o si, en més o menys grau, es deu a factors que impedeixen una alimentació i una nutrició adequada: els trastorns de la deglució, la mateixa dificultat motora (per preparar-se un menjar o per fer anar els coberts), els efectes anorèxics de la medicació, o la depressió i altres alteracions psicològiques.

Es farà un programa dietètic, calculant el requeriment calòric teòric i educant al pacient de la forma que li convé alimentar-se. Hi hagi depressió o no, l'amitriptilina millora la gana a més de l'estat d'ànim. Contràriament, evitarem antidepressius serotoninèrgics del tipus de la fluoxetina, doncs empitjoraria l'anorèxia. La bulímia excessiva és rara i, com ja vàrem dir, millora al pujar la dosi de levodopa.

NÀUSEES PER LA MEDICACIÓ

Les nàusees i el vòmits no són símptomes de la malaltia de Parkinson "natural". Surten al medicar als pacients "terapèuticament joves" (amb història curta de medicació dopaminèrgica).

És freqüent cada cop que es comença a prendre un fàrmac nou, i hi ha moltes grans variacions individuals en quan a tipus de substància i dosi que ho provoca. No acostumen a plantejar problemes si es comença a donar dosi baixes al principi i després es va augmentant lentament (a vegades cal mantenir etapes en "replà", en les que no s'augmenta la medicació, durant un període major o menor).

La levodopa sola (ja pràcticament no es fa servir) produeix més nàusees i vòmits que les combinacions de levodopa amb inhibidor de decarboxilasa en la proporció 10:1 (carbidopa en el Sinemet 25/100, i aquestes més que presentacions en quocients 4:1 (carbidopa en Sinemet Plus 25/100, benserazida en Madopar 50/200). Altres cops, poden fer-se servir suplements especials de carbidopa o benserazida.

Mai es tracten les nàusees amb metoclorpramida o altres antiemètics dopa-antagonistes que empitjoren els símptomes parkinsonians. L'elecció és, sens dubte, la domperidona (Motilium, en pastilles, suspensió o supositoris): pràcticament no té efectes adversos, és més fàcil contra les nàusees i vòmits, i fins i tot té altres accions secundàries potencialment beneficioses.

COMPTE AMB LES PASTILLES DE LA PRESSIÓ

Alguns parkinsonians normotensos tractats amb levodopa mostren elevacions transitòries de la tensió arterial, però quasi sempre són molt breus, sense efectes adversos i no requereixen tractament.

Acostumen a passar en les fases "off" dels pacients amb fluctuacions motores (quan se suposa que disminueix la disponibilitat perifèrica i central de la levodopa), i això fa pensar que l'elevació de la tensió arterial es produiria com a mecanisme "de rebot" de les caigudes de la tensió induïdes pel fàrmac en les fases "on" (quan la seva concentració cerebral i plasmàtica és més gran).

ORINAR AMB FREQÜÈNCIA

Els trastorns urinaris acostumen a produir-se tard i quasi sempre consisteixen en que un muscle de la bufeta s'activa més del compte (I). Això fa que el parkinsonià tingui que aixecar-se a orinar durant la nit (nictúria) i que, durant el dia, augmenti la freqüència i urgència en que va a orinar. Si els símptomes diürns surten abans que els nocturns, cal pensar en primer lloc en una hipertròfia prostàtica o altres causes obstructives (II) 150.

La primera mesura terapèutica es elemental: reduir líquids a la tarda. Si cal fer servir fàrmacs, es comença per anticolinèrgics (oxibutina, propantelina, hiosciamina). S'han resolt alguns casos refractaris utilitzant via intranassal un aerosol de desmopressina. Per relaxar l'esfínter extern (un muscle estriat) pot fer-se servir diacepam, baclofen o dantrolene. Si la distensió de la bufeta és gran, caldrà utilitzar catèters de tant en tant. I una noció bàsica: una bufeta que té dificultats en buidar-se, és un terreny abonat per les infeccions urinàries.

ATACS DE SUOR

Els pacients es queixen de suor excessiva que, en ocasions, surt sobtadament, amb sensació d'intensa calor i efusions profúses que deixen xop les seves robes o els llençols (hiperhidrosi paroxística).

Acostumen a sortir durant les fases "off" i s'ha relacionat amb canvis als nivells plasmàtics de levodopa 213.

Clàssicament es considerava que l'augment de suor era asimètric, més en els membres més afectats pel parkinsonisme. Estudis més recents no han confirmat això, però sí que els parkinsonians suen més per la meitat superior del cos (sobre tot coll i cap) i menys pel tronc i les extremitats inferiors 92, 240.

En un parkinsonià que sua començarem per descartar la diabetis. Aleshores intentarem reduir les discinèsies, que provoquen suor amb facilitat. Si hi ha corea de "pic de dosi", caldrà reduir dosi de dopaminèrgics, encara que estaran més temps en fase "off" (I).

Els anticolinèrgics en teoria disminuiran la suor (ja que les fibres simpàtiques postgangliòniques són colinèrgiques), però això no resulta eficaç a la pràctica.

El propanolol i altres bloquejants beta-adrenèrgics sí que han donat algun resultat en els fenòmens d'hiperhidrosi paroxística (en els atacs o ràfegues de suor) 233.

TOLEREN BE EL FRED

Els parkinsonians toleren bastant be el fred 15 el que pot estar relacionat amb els seus trastorns de suor i amb una incapicitat per dissipar la calor. Rarament pot produir-se un episodi d'hipotèrmia accidental (temperatura corporal per sota de 35ºC) per haver-se exposat massa temps al fred, ja que pateixen un trastorn metabòlic recurrent o pre què han pres massa medicació: la levodopa i altres fàrmacs dopaminèrgics acostumen a baixar la temperatura corporal.

A part de les mesures generals i administrar calor, el tractament principal és identificar la causa de l'hipotèrmia i resoldre-la en el possible.

HIPERTÈRMIA MALIGNA

El cas límit d'alteració de termorregulació en un parkinsonià és el síndrome d'hipertèrmia maligna, una complicació rara que pot observar-se durant una crisi acinètica, al deixar de prendre levodopa (per exemple, en cas de disfàgia greu, o d'errors en la medicació) , o al no ser possible la seva absorció (ili o enterítis greu).

A part dels símptomes de la crisi acinètic-rígit, la temperatura corporal arriba o sobrepassa els 40ºC, mentre que la velocitat de sedimentació resta normal (element clau pel diagnòstic diferencial amb infeccions).

S'ingressarà al pacient a la Unitat de Cures Intensives, es procedirà al refredament corporal, i a la teràpia dopaminomimètica que descrivíem en les crisi acinètiques greus: levodopa per sonda naso-gàstrica, infusió endovenosa d'amantadina (vegi's més endavant en detall). Per alguns casos d'hipertèrmia maligna s'ha preconitzat fins i tot l'electroconvulsivoteràpia 256.

PELL BLAVOSA

Alguns parkinsonians tenen la pell tacada, blavosa. Això acostuma a estar relacionat amb alteracions vasomotores de base disautonòmica, i molts cops indica una hipersensibilitat a derivats de l'ergotamina (bromocriptina, pergolida).

El tractament consisteix en disminuir o suprimir aquests dopaminèrgics.

TÉ "POMADA" A LA CARA

Les glàndules sebàcies funcionen massa en els pacients amb malaltia de Parkinson, especialment a nivell del cuir del cabell i cara.

Això fa que tinguin l'aspecte típic de "cara de pomada": sembla com si s'haguessin untat la cara amb alguna crema o pomada.

Un xampú de brea o de quitrà mineral resulta útil (un cop per setmana), cal advertir al pacient que, a més del cuir del cabell, se'n posi també a les celles i al front. Per la cara, el més eficaç és l'hidrocortisona en solució, aplicada directament (cal fer-la servir diàriament).

ALTERACIONS RESPIRATÒRIES

Tal com va progressant la malaltia de Parkinson es produeixen alguns problemes respiratoris d'índole mecànic que són conseqüència directa de la postura en flexió, de la rigidesa de la paret toràcica i de l'incapacitat per coordinar adequadament els moviments de ventilació. Acostumen a iniciar-se per una "díspnea d'exercici" que després sortirà també en fases de repòs.

L'examen funcional respiratori mostra un dèficit espiromètric de tipus restrictiu, possiblement degut a la mala coordinació de l'esforç d'espiració o a una capacitat de tensió de la paret toràcica anormalment baixa 127 , remetent aquestes limitacions amb tractament antiparkinsonià 41. També es pot produir obstrucció de les vies respiratòries altes quan hi hagin moviments de la glotis i estructures supraglòtiques.

En els pacients tractats amb levodopa és relativament freqüent un quadre que s'inicia 15-60 minuts després de la presa de medicació, iniciant-se amb respiracions irregulars i que segueix amb taquipnea-díspnea durant minuts o hores (I).

La díspnea resulta molt molesta i cal disminuir, suprimir o assajar canvis en un o varis fàrmacs dopaminèrgics.

Una medicació eficaç per la díspnea són els antagonistes de la dopamina (metoclorpramida, sulpiride, neurolèptics en general) però empitjoren el parkinsonisme.

En pacients amb fluctuacions de resposta a levodopa pot donar-se un quadre diferent d'insuficiència respiratòria: una "díspnea de fase "off", que el que indica és la intensificació de la símptomatologia parkinsoniana i les conseqüències mecàniques abans esmentades; el pacient acostuma a estar ansiós en la fase "off" el que empitjora la díspnea. El tractament en aquests casos és precisament augmentar la levodopa i fàrmacs dopaminèrgics.

En un parkinsonià amb problemes respiratoris hem de recordar que, hi ha cops, alguns fàrmacs (com la bromocriptina o cabergolina) produeixen una afecció pleuropulmonar iatrògena 29 i, òbviament , caldria retirar-los.

DISÀRTRIA

Els trastorns de la parla en la malaltia de Parkinson avancen conjuntament.
Es resumeixen en una disàrtria hipocinètica conseqüència de l'errada general, en major o menor grau, de tots els subsistemes que intervenen en l'execució verbal 85, 148: la fonació (la seva parla és de menor intensitat, tallada i una mica ronca), la prosòdia (no té tonalitat al parlar, resultant una veu monòtona, sense canvis de volum ni de timbre), l'articulació (les síl·labes "s'arrosseguen" i es perd precisió articular), i la velocitat (les paraules surten amb un ritme irregular: uns cops és normal, altres lent i, a vegades, paradògicament accelerades).

El tractament farmacològic és la primera jugada. Inicialment, la levodopa millora tots els subsistemes motors que intervenen en la parla i, per tant, millora espectacularment la discinèsia hipocinètica.

El pacient té una veu de millor qualitat, menys monòtona, més precisament articulada i intel·ligible; malgrat tot, quasi bé no s'afecta la velocitat o el fluxe de paraules 251. Però, a llarg termini, la levodopa cobra el seu tribut. Als dos o tres anys, alguns pacients patiran una discinèsia oro-facial, a la que pot associar-se distonia oro-mandibular o discinèsia respiratòria 169. Es tracta en realitat d'una discinèsia "de pic de dosi" que acostuma a millorar quan es redueix la dosi de levodopa.

Un altra possibilitat és el clonacepan que, per un mecanisme no clarificat, millora la disàrtria quan es fa servir a dosi baixes 30 mentre que, al contrari, l'empitjora si es pren més quantitat. En pacients en els que predomina la tremolor, els trastorns de la parla poden millorar amb anticolinèrgics, però la seva retirada brusca pot empitjorar el problema, produint-se una palilàlia.

Per la rehabilitació foniàtrica es realitzen tandes intensives, dirigides específicament a millorar la prosòdia i la vocalització, i són útils els sistemes de retroalimentació visual 178.

ALTERACIONS SENSITIVES

El dolor i altres símptomes sensitius són freqüents en la malaltia de Parkinson, doncs acostuma a passar aproximadament al 40% dels casos 93,147,229.

Fins i tot poden precedir als signes motors. Però cal diferenciar les alteracions sensitives primàries (les pròpies de la malaltia), les que són secundàries als trastorns motors, i les que tenen un origen divers o dubtós.

El primer pas terapèutic consisteix en ajustar la medicació antiparkinsoniana. Els fàrmacs dopaminèrgics acostumen a millorar notablement les alteracions sensitives primàries. Malgrat tot, a vegades trobarem respostes anòmales o paradògiques: sensació de cremor després d'una dosi de levodopa o la reagudització del dolor al prendre anticolinèrgics o selegilina 229.

Quan hi hagin fluctuacions es tractaran de forma específic, doncs en les fases "off" es quan surten les principals molèsties.

Caldrà fer diagnòstic diferencial amb altres causes del dolor: radiculopaties, neuropaties, problemes osteoarticulars. Són molt útils els antidepressius (amitriptilina i altres): independentment del seu efecte beneficiós sobre l'estat anímic i la "interiorització" del dolor, tenen una acció analgèsica específica.

Hi ha un tipus especial d'alteració sensitiva, d'aparició nocturna, que es denomina síndrome "de les cames inquietes". El pacient, quan es posa a dormir, sent molèsties sensitives importants en els peus, tenint necessitat de moure els membres inferiors amb molta freqüència.

En aquests casos, resulta molt útil el clonacepan (dosi molt baixes al anar a dormir), diacepam i la codeïna (u altres opiacis). També s'han fet servir la carbamacepina, orfenidrina, baclofen, clonidina, propanolol, etc. 153

RISC DE CAIGUDES

Ja vàrem veure el nombre de factors que complicaven la marxa del parkinsonià. Tots ells contribueixen a un greu risc de caigudes 98.

Si les caigudes són un problema comú a les persones d'edat encara ho són molt més a les que a més tenen la malaltia de Parkinson.

Les caigudes produeixen fractures i altres complicacions mèdiques, limiten seriosament la mobilitat (i, per tant, la qualitat de vida i l a independència) i, molt sovint, precipiten la necessitat de cures d'infermeria a domicili. Les caigudes en la gent gran són complexes per què hi contribueixen molts factors.

Hi ha factors de risc per les caigudes, de tipus ambiental: escassa iluminació, terres que rellisquen, passadissos i escales, banyeres sense nanses o cuines molt plenes o desorganitzades (on cal pujar i ajupir-se molts cops per agafar els objectes).

La roba o el calçat inadequat també poden contribuir a les caigudes. Aquests problemes poden ser assessorats i prendre mesures correctes durant les visites al domicili del pacient dels terapeutes físics i terapeutes ocupacionals 236.

Altres factors de risc per a les caigudes són intrínsecs: l'ús de sedants i hipnòtics, l'eventual associació de demència, hipotensió ortostàtica , trastorns músculo-esquelètics, i anomalies visuals, vestibulars o propioceptives.

L'alta correlació entre sedants-hipnòtics i caigudes requereix un assessorament molt acurat sobre el valor d'aquestes drogues en el maneig d'un pacient i es va cap a reduir l'ús d'aquestes i altres drogues en aquests pacients 237.

Tant la manca de judici com la inatenció contribueixen a les caigudes; aquests símptomes poden respondre a l'educació del pacient i a la dels que en tenen cura que han d'augmentar el seu paper de supervisió. Si hi hagués hipotensió ortostàtica també caldria tractar-la .

TÈCNIQUES PER MILLORAR LA MARXA

L' anàlisi crític del metge o del terapeuta físic sobre les respostes posturals, marxa i història de les caigudes poden suggerir altres mesures que poden millorar el balanç i la marxa.

Estalviar entrebancs: Per caminar acostuma a donar millor resultat sabates amb sola de cuir, havent de prescindir de sabates amb sola de goma que s'agafen excessivament al terra. Portar ben posat i estret el calçat. Utilitzar tires o agafadors de turmell en els pacients que contínuament s'entrebanquen o patinen. Assajar amb bastons i caminadors.

Per superar la congelació: Fer servir trucs per iniciar la marxa: intentar donar una puntada de peu al bastó, cantussejar una música de "marxa", donar un pas sobre la nansa del bastó invertit, utilitzar un bastó amb senyal de referència visual 97 , etc.

Portar genolleres o colzeres i guants de bicicleta per minimitzar lesions en les caigudes endavant. Instruir al pacient per caminar lentament de manera que la congelació sigui menys probable que produeixi una caiguda. En cas de retropulsió: Utilitzar talons alts per mantenir el centre de la massa endavant i reduir la retropulsió i les caigudes cap enrera.

Consideracions generals: Assegurar que altres problemes neurològics no contribueixin a la disfunció de l'equilibri i de la marxa. Incorporar-se a programes d'exercicis d'enfortiment, estirament i coordinació muscular. Educar de cara a les activitats atzaroses i deambulacions segures. Pels pacients que no siguin capaços de caminar amb seguretat, cal triar una cadira de rodes apropiada o be un cotxe motoritzat.

LA TREMOLOR ÉS EL QUE MÉS MOLESTA

Tots hem tingut pacients amb poca rigidesa i una mobilitat acceptable però en els que la tremolor (de repòs) resulta molt incapacitant. Seria un error insistir en millorar la tremolor pujant cada cop més la dosi de levodopa o agonistes que, com ja sabem, són relativament poc eficaços en aquest símptoma i només aconseguiríem abonar el terreny per a futures discinèsies.

En primer lloc cal explicar al malalt que aquesta manera clínica "tremòrica" (I) que ell té és la més benigna, però precisament és la que menys respon als fàrmacs principals, els dopaminèrgics.

En els pacients joves, es fer servir petites dosi d'anticolinèrgics que després es van pujant de mica en mica.

L'amantina i els antihistamínics, són menys potents, però també produeixen menys efectes secundaris, i es poden fer servir en les fases inicials (quan la tremolor és encara molt discreta) o, més endavant, com a complement.

Amb qualsevol dels fàrmacs esmentats, es reforça l'efecte si afegim a dosi molt baixes levodopa o d'agonistes dopaminèrgics. Si cal triar dosi altes, la tremolor millora més amb agonistes que amb levodopa 252.

La clozapina, a part de la seva acció antipsicòtica, constitueix un bon recurs contra la tremolor 54, 82, 134, encara que des de fa molt poc, ja podem assajar l'olanzapina, un producte semblant, però amb menys efectes secundaris.

En els casos de tremolor extrema, es pot assajar l'aplicació local de toxina botulínica 239. La cirurgia és una alternativa especialment interessant en aquestes formes tremòriques: la clàssica lesió estereotàctica ha sigut substituïda pels estimuladors en el nucli intermig talàmic (veure capítol sobre tractament quirúrgic).

DOS TREMOLORS A LA VEGADA

En alguns pacients la malaltia de Parkinson complica una tremolor essencial prèvia. La tremolor postural aleshores ha de rebre un tractament diferenciat , començant pels fàrmacs clàssics: propanolol i/o primidona.

XIV. Dieta i receptes de cuina

La dieta és fonamental pel parkinsonià. I aquí incloem el que es menja, com es menja, com es combinen els aliments i la medicació, suplements de fibra o vitamines, etc. Fins i tot afegim receptes de cuina "típica parkinsoniana".

MENJAR NOMÉS EN FASE "ON"

Aquesta regla és fonamental, sobre tot en les fases finals de la malaltia. Si el pacient no té un bon nivell motor la dificultat per menjar és important i, a més, corre el risc d'ennuegar-se , amb el pas del menjar a les vies respiratòries i la infecció pulmonar conseqüent. Molts parkinsonians moren per pneumònia d'aquesta causa, i evitar-ho és molt senzill: només es pot menjar quan la capacitat motora sigui bona i permeti empassar sense dificultat.

EL VOLUBLE BUIDAMENT GÀSTRIC

La levodopa no s'absorbeix a l'estómac si no a l'intestí prim. Per tant, la funció de l'estómac es limita aquí a buidar el seu contingut a l'intestí.

I això pot retardar-se en algunes persones, be per problemes previs, per l'ús de determinats fàrmacs (com anticolinèrgics), o per menjars excessivament rics en grasses. Mentre més tardi en buidar-se l'estómac, més trigarà en absorbir-se la levodopa i en fer el seu efecte.

I un altre problema afegit: els enzims gàstrics metabolitzen (degraden) la levodopa. Si la levodopa està molt de temps a l'estómac gran part d'ella serà destruïda.

CAPRITXOSA ABSORCIÓ DE LA LEVODOPA

La levodopa és un aminoàcid neutre gran que, per absorbir-se, s'ha d'ajuntar a una molècula "transportadora" de la paret intestinal: Per tant, qualsevol substància - com les proteïnes - que utilitzi aquest mateix "transportador", competirà amb la levodopa i modificarà la seva absorció. I al mateix passa a nivell cerebral: per tal de que la levodopa passi al sistema central, també s'utilitzen "transportadors" compartits per altres substàncies que també aquí podem competir amb la levodopa 51.

Si a aquestes dues situacions els hi afegim que la levodopa té una vida plasmàtica (només dura 60-90 minuts a la sang) ens adonarem que hi ha molts factors que limiten o fan irregular la seva absorció i, per tant, la seva eficàcia clínica.

CARN I PEIX PER SOPAR

Així com les proteïnes (carn, peix i similars) competeixen en la seva absorció amb la levodopa, es recomana prendre-les a la nit (quan menys activitat motora precisa).

Es el que es diu "dietes de redistribució proteica" de les quals disposem d'àmplia bibliografia en el nostre país, adaptades als nostres hàbits culinaris 5, 17, 43, 71, 90. Però aquestes dietes poden ser incòmodes i només seran necessàries en les fases més avançades de la malaltia, si apareixen fluctuacions motores. En qualsevol cas, la dosi total de proteïna pot mantenir-se en l' aconsellat (aproximadament, 0.8 grams/ al dia).

PASTES PER ESMORZAR

Les pastes i altres hidrats de carbó augmenten la secreció d'insulina i aquesta provoca que disminueixin en sang els aminoàcids neutres grans (els que competien amb la levodopa).

D'aquesta manera, un esmorzar ric en hidrats de carbó, afavoreix una més bona absorció i eficàcia de la levodopa (encara més si s'han restringit les proteïnes).

QUAN PRENDRE LA LEVODOPA?

Per assegurar una bona absorció, el Sinemet o el Madopar s'ha de prendre de 15 a 30 minuts abans dels menjars, amb dues excepcions: si fa nàusees, cal prendre una mica de suc o galetes d'aperitiu.

Si fins i tot així continua tenint nàusees, caldrà prendre-ho amb el menjar, o associar un antiemètic del tipus de la domperidona (Motilium). Si el pacient té moltes discinèsies al prendre la levodopa, pot ser beneficiós fer més lenta la seva absorció prenent-la amb els menjars.

LA BATALLA DEL RESTRENYIMENT

El restrenyiment és un enemic de les persones d'edat, i en especial dels parkinsonians, tant per la disminució de la mobilitat intestinal pròpia de la malaltia com pels efectes de la medicació antiparkinsoniana. Per tal d'evitar-ho, cal prendre una gran quantitat de líquids (8-10 vasos d'aigua al dia) i la dieta ha d'incloure molts productes rics en fibra (civada, pastanagues, bróculi, col-i-flor) i mirar d'evitar prendre plàtans i pastissos.

MENJAR MÉS SI HI HA DISCINÈSIES

Els requeriments diaris aconsellables són 25-30 calories/kg de pes. Però si la tremolor o les discinèsies són molt intenses, caldrà augmentar l'ingesta calòrica per tal d'evitar pèrdues de pes.

FAVES EN LLOC DE PÍNDOLES

Les faves, en especial algunes varietat (;ucuna pruriens) són un producte natural ric en levodopa, que produeix una milloria evident en els parkinsonians. I poden substituir part de la medicació 143.

RECEPTES DE CUINA PARKINSONIANA

A través d'Internet pot obtenir-se receptes de cuina típica parkinsoniana (I).

I si vostè viatja a San Francisco pot millorar el seu nivell de dopamina menjant en el Restaurant Left Bank (II), que està especialitzat en menjar a base de faves, amb receptes especialment menjades pels parkinsonians: el factor de conversió aconsellat és de 100 grams de faves equivalen a un comprimit de Sinemet 25/250 i, segons diuen, el deteriorament "fi de dosi" triga més a produir-se amb aquest menjar que amb la medicació.

Transcric una de les receptes d'aquesta cuina "parkinsoniana".

RAGOUT DE VERDURES DE PRIMAVERA

El sabor i la textura de la verdura primerenca és tan delicada i suau que per preparar-la, n'hi ha prou només en passar-la una mica per mantega. Per fer més substanciós aquest plat, si pot afegir xai o vedella.

INGREDIENTS:
- 1/2 lliura d'espàrrecs, eixuts i arreglats; 4 o 5 xalots verds tendres (o vuit cebes); 4 cullerades de mantega; 8 pastanagues petites; 3/4 de lliura de patates primerenques, tallades en meitats; 2 o 3 naps petits, tallats en meitats; 1/2 culleradeta de sal; 1/2 culleradeta de pebre negre; 1/2 culleradeta de sucre; 1 lliura de faves (sense beina); 3/4 de lliura de pèsols tendres (sense beina); 1/2 tassa de vi blanc sec; 1 culleradeta de farigola (esmicolada); 1 culleradeta de julivert (esmicolat); 1 culleradeta de menta (esmicolada).

INSTRUCCIONS:
- Es talla els espàrrecs diagonalment a trossos d'uns 5 cm. Talli els xalots o les cebetes a trossos d'uns 5 cm.

Escalfi 3 cullerades de mantega en una cassola, quan s'hagi fos hi afegeix les pastanagues i les patates. Tapi la cassola i escalfi-la a foc lent durant de 5 a 7 minuts. Després, afegeixi els naps, sal, pebre i sucre, tornant a tapar i escalfar durant 3 o 4 minuts. Afegeixi els xalots i escalfi uns altres 3 - 4 minuts. Tiri les faves i els pèsols i una mica més de mantega. Cobreixi la cassola i cuini durant 8 - 10 minuts. En aquest moment les verdures han d'estar gairebé tendres; destapi la cassola i posi el foc a intensitat mitjana. Afegeixi el vi, remenant i separant els trossos enganxats al fons de la cassola. Torni a posar la tapa, abaixi el foc i continuï cuinant de 5 a 7 minuts, fins que els espàrrecs quedin tendres. Es serveix per a quatre persones.

VERSIÓ AMB CARN

En una cassola, posi una culleradeta de mantega i faci un sofregit amb 3/4 de lliura de trossos de xai o de filet vedella, durant 10 minuts. Afegeixi les pastanagues i les patates, i després continuï amb la resta de la recepta. Per persona, el plat té 305 calories, 11 grams de proteïnes, 47 grams d'hidrats de carbó de g, 8 grams de grasses (5g saturades), 21 mil·ligrams de colesterol, 291 mil·ligrams de sodi del mg, 13 grams de fibra.

XV. Emergències i situaciones especials

Acostuma a pensar-se que la malaltia de Parkinson és un procés crònic, lent, que mai requerirà un tractament urgent o diferenciat. Així és en quasi tots els casos, però, a vegades, es produeixen situacions especials o veritables emergències que poden ser greus i fins i tot vitals.

MAI SUPRIMEIXI BRUSCAMENT LA MEDICACIÓ

Si es para de cop la levodopa o la resta de medicació dopaminèrgica es produeix un clar empitjorament del parkinsonisme que anirà en augment en els dies i setmanes següents. La retirada de levodopa és la més perillosa doncs el pacient la troba a faltar en menys d'un dia. Es triga més a notar la dificultat motora si el que es retira són els agonistes dopaminèrgics per dos motius: per que queden durant més temps a la sang (sobre tot la pergolida) i per que el seu efecte als centres nerviosos es prolonga dies o setmanes després de desaparèixer el fàrmac de l'organisme.

LES "VACANCES" PODEN SER DEFINITIVES

Fa uns anys va ser moda retirar durant un temps tota o part de la medicació antiparkinsoniana per "desintoxicar" al pacient. La posterior reinstauració del tractament seria suposadament més eficaç, requerint menys dosi.

Això és el que es coneix com "vacances" de levodopa, però resulta perillós retirar la medicació bruscament, especialment en els pacients amb tractaments llargs o a dosi altes.

Pot produir-se una rigidesa i immobilitat molt intensa, amb el pacient estirat al llit i aparició de complicacions com aspiració (el menjar passa als pulmons amb risc de pneumònia o asfíxia) trombosi venosa (afavorida per la prolongada immobilitat) o hipertèrmia (augment de la temperatura corporal que pot ser molt intensa i resistent a antitèrmics i altres mesures). Fins i tot hi han hagut morts durant aquestes "vacances" de levodopa. Això ha fet que aquesta modalitat de tractament hagi perdut el prestigi que va tenir en un temps i, en els pocs casos que es fa, cal fer-se sota control hospitalari i amb tot tipus de precaucions.

CAL EVITAR LA POLIFARMÀCIA (EN EL POSSIBLE)

La polifarmàcia és quasi sempre necessària en el parkinsonià. Donat la gran quantitat de medicaments disponibles, davant cada queixa del pacient s'assaja un fàrmac nou que després no es retira. A això cal afegir-hi els tractaments per altres malalties que acostumen a tenir els pacients a aquesta edat (per la hipertensió, arterioesclerosi, diabetis, prostatisme, hiperlipidèmia, artrosi, etc...).

Per evitar la polimedicació es recomana 188, esgotar el benefici d'un fàrmac abans d'afegir-ne un altre, tenir una clara indicació per afegir un altre medicament, intentar reduir periòdicament algun dels fàrmacs i associar mètodes no farmacològics. Al disminuir la polifarmàcia, el pacient la pren amb més regularitat i, habitualment, augmentar el seu benestar subjectiu i millora el seu estat mental.

LA PARKINSONIANA VA QUEDAR EMBARASSADA

En la pacient amb malaltia de Parkinson és molt estrany l'embaràs però possible. En una revisió feta fa poc 106 sobre 31 embarassos en 28 parkinsonianes, només es van trobar malformacions o complicacions en les que estaven prenen amantadina, sense que s'observés cap alteració especial en les tractades amb levodopa-carbidopa, levodopa-benseracida o agonistes dopaminèrgics. La conclusió és obvia: en un cas de gestació, cal retirar l'amantadina.

Una altra qüestió és la lactància: si la mare pretén donar el pit sembla lògic evitar la bromocriptina (que, com ja vàrem veure es fer utilitzar primerament per inhibir la secreció làctica); encara que hi ha menys dades, també sembla lògic evitar la pergolida i altres agonistes dopaminèrgics químicament semblants.

ABANS DE PASSAR PER QUIRÒFAN

Si s'ha d'intervenir quirúrgicament a un parkinsonià es mantindrà la levodopa i agonistes dopaminèrgics fins a la nit anterior de la intervenció; després d'aquesta es tornarà a donar la medicació lo abans possible. Si és necessari, es farà servir una sonda naso-gàstrica i, en casos extrems, si el dèficit funcional és molt important i no hi ha possibilitat d'utilitzar la via digestiva en molt de temps, caldria recórrer a les infusions d'amantadina, levodopa o lisuride o a bolos subcutanis d'apomorfina (I). També es recomana anar disminuint la dosi d'anticolinèrgics en les 2-3 setmanes prèvies a la intervenció, però no suprimir-los del tot 252.

Hi ha tres presentacions per administrar l'apomorfina via rectal: solució rectal (10 i 15 mg), supositoris de gelatina (25 i 50 mg) i un altre tipus de supositoris anomenats Withepsol - H15 de més dosificació (50 - 100 mg) 152. Per accelerar la recuperació postoperatòria s'aconsella utilitzar la nova formulació soluble de levodopa i benserazida, Madopar LIQ 100/25 i 50/12.5, a qui se li suposa més rapidesa d'absorció 65.

PARKINSONISME PSICÒGEN

En algunes ocasions les alteracions psíquiques podrien ser la causa del parkinsonisme (o al menys la precedeixen), si tenim en compte el concepte de "parkinsonisme psicògen documentat o clínicament establert" en els 14 pacients d'un estudi fet fa poc temps. La hipòtesi és molt atractiva, animant especulacions etiopatogèniques de base psicològica. I els autors del treball no són precisament uns desconeguts (Lang, Koller i Fahn) 154. El tractament d'aquests casos s'enfocaria, òbviament, des de la psicoteràpia.

CRISI ACINÈTIQUES GREUS

L'acinèsia (i la rigidesa associada, amb o sense tremolor) pot presentar-se de manera tan intensa o aguda que compromet la vida. El pacient resta en decúbit i la disfàgia pot augmentar fins a una incapacitat absoluta per empassar, que li impedeix menjar, beure o prendre medicació. Això pot portar a un desequilibri electrolític i a una pneumònia.

Sempre que sigui possible el pacient ha de ser atès a una Unitat de Cures Intensives, amb possibilitat de ventilació artificial.

156

Si encara és possible l'alimentació per sonda naso-gàstrica, se li administrarà levodopa, començant per la dosi que tenia abans de la crisi acinètica i, conforme ho necessiti, anar pujant progressivament. Si no es possible l'alimentació gastroenteral, es recomana 252 passar una infusió d 'amantadina o administrar apomorfina en bolus subcutani. Hi ha presentacions per infusió intravenosa de levodopa i lisuride, però s'han d'obtenir directament dels fabricants (respectivament, Hoffmann - La Roche, Basilea, i Schering AG, Berlín).

XVI. Tractamentes curiosos, dubtosos i heterodoxes

R. González Maldonado, i E. Santiago Carranza (I)

A aquestes alçades del llibre, ja sabem bastant sobre el tractament de la malaltia de Parkinson: el que s'ensenya a les facultats de Medicina i el que es recepta en els ambulatoris públics.

Però hi ha altres opcions de tractament, encara que semblin curioses, dubtoses o heterodoxes. Unes per que fa poc, i no s'han endinçat al públic en general; unes altres s'han proposat sense una base científica ferme, però poden obriri línies terapèutiques.

Són receptes imaginatives, no sempre acreditades. Pot ser que un dia, alguna d'aquestes tentatives o intuicions suposi un avenç real per combatre la mlaltia de Parkinson. Ningú no s'ha d'estranyar, passa a vegades a qui l'atzar el tria.

ELECTROSHOCK

L'electroshock té una mala prensa, que molts ho veuen com una bàrbara teràpia dels antics manicomis. I no n'hi ha per tant, doncs té unes indicacions precises.

Habitualment es fa servir en esquizofrènics greus, que necessiten abundants neurolèptics (tranquilitzants majors) el que, els hi produeix parkinsonisme.

Doncs be, s'ha demostrat que els pacients que a més de tranquilitzants tenen tractament electroconvulsiu queden "protegits" contra l'aparició dels trastorns de la marxa i dels altres símptomes parkinsonians iatrògens 185.

Per això, i pel que semblen demostrar certs estudis en animals (I), es va pensar que podria ser útil en els veritables malalts de Parkinson. I així ha sigut.

Sessions repetides d'electroshoch han donat bons resultats en alguns casos de parkinsonisme refrectari als fàrmacs, amb millora espectacular dels símptomes motors (sobre tot en crisi acinètiques intenses) i absència d'efectes mentals secundaris 80, 83.

L'electroconvulsivoteràpia és especialment útil en pacients en que el Parkinson es combina amb depressió 138 o amb psicosis 115.

UNA CIGARRETA PER CAMINAR

En els parkinsonians joves es recomana fumar una cigarreta durant les fases "off": millora la congelació, la marxa i altres símptomes durant 20 minuts aproximadament; també s'han fet servir xiclets de nicotina però són menys efectius 56.

Es suposa que la nicotina activa la via dopaminèrgica nigroestriada i augmenta l'alliberació de dopamina en l'estriat 126 (II).

UN BASTÓ DE DISSENY CASOLÀ

El Benito ja era domador de canaris i afeccionat al bricolatge quan la seva dona va tenir la desgràcia d'intoxicar-se amb un braser. La intoxicació per monòxid de carbó va ser greu i, un cert temps després, va desenvolupar un invalidant parkinsonisme que va portar-la a repetits bloqueig de la marxa. Era un suplici intentar creuar un carrer doncs semblava que se li enganxaven els peus a terra.

Un dia van anar a visitar a uns amics a un xalet que acabaven de comprar. I en un dels passadissos exteriors, la parkinsoniana va començar a caminar molt més de pressa. L'observador Benito se'n va adonar de seguida de que la causa estava en el terra: les rajoles clares estaven separades per unes de negres posades en franges horitzontals paral·leles, i la seva dona caminava saltant mentalment d'una rajola fosca a l'altra.

Aleshores, se li va ocòrrer fabricar un dispositiu que posés davant els peus de la seva dona una tira negra; per això, va acoplar un troç de cable flexible negre (del que s'utilitza pel fre de les bicicletes) a la punta inferior d'un bastó. A la malalta només li calia posar el bastó amb la tira negra davant els seus peus i "pensar en que el seu peu saltaria cap a la banda negra". Al principi no sotia be però Benito es va posar a entrenar a la seva dona amb la mateixa paciència i gairabé amb els mateixos mètodes que domava als seus canaris.

I la demostració que em va fer a la consulta va ser espectacular: la pacient en bloqueig compet de la marxa agafava el bastó i caminava amb bastanta ripidesa.

Ho vaig gravar amb video i ho vaig presentar com a comunicació a la Reunión de la Sociedad Española de Neurología 97. Poc després, Benito i jo patentavem junts una variant del bastó al qual hi vàrem acoplar un dispositiu lluminós i un sistema acústic (es conegut que certs tipus de música - la militar per exemple - afavoreixen la marxa dels parkinsonians per que supleixen per via auditiva la manca de "melodia cinètica" d'aquests pacients).

MAGNETISME

És un mètode eficaç i fins i tot revolucionari per tractar la malaltia de Parkinson. Es diu que, aplicant externament camps magnètics, milloren tant els símptomes motors com els no motors (I).

En concret, han resultat beneficiosos per la micrografia, la distonia del peu, l'estat anímic, la son, el dolor, la disfunció sexual, la regulació autonòmica i funcions cognitives 128, 219, 220, 221.

A més d'actuar sobre la glàndula pineal, es suposa que el magnetisme té una acció sinèrgica amb les drogues dopaminèrgiques. (II).

CARPE DIEM (I)

Fa molt temps, el Blas estava fent la tesi doctoral (amb el Prof. Varela) sobre la influència dels factors psicològics en la malaltia de Parkinson, de la qual cosa tots dos n'estem completament convençuts. En un dels seus viatges a Granada, mentre esmorzàvem, vàrem veure passar a un dels nostres col.legues i amic, Antonio.

Caminava amb el seu estil habitual, pausat, hieràtic, el posat ferm. Vàrem comentar que el seu comportament, sempre educat i correcta, era massa formal i que, tots aquests factors, eren els que tenien els pacients parkinsonians. I sen's va ocórrer apostar (perdona Antonio, acabàvem de sortir d'una hipòtesi psicògena de la malaltia) que quan li apareixeria el Parkinson al nostre amic. Blas va dir que deu anys després i jo que quinze. Però van passar els anys (el temps s'escorre igual que l'aigua en un cistell) i l'Antonio no tremola, segueix amb el pas àgil i no veiem micrografia en les seves receptes.

Contradiu això la teoria psicològica?. Fa pocs mesos crec que vàrem trobar la clau mentre sopàvem tots tres en una agradable vetllada. El vaig observar assaborint el vi abans de donar el vist-i-plau al cambrer (ell sempre tria el vi), vaig escoltar les seves apreciacions sobre la bona olor i ambient del menjador. Va provar cada mossegada del llenguado aclucant els ulls; va conduir la conversa amb les seves teories de la bellesa de tal o qual figura del toreig o de determinades obres musicals. Després dels postres, es va fer servir, en una copa ampla, un Remy Martin, va triar un clavell del gerro pel trau de la jaqueta i es va col.locar amb molta cura el mocador de marca que li sortia per la butxaca superior . Aleshores, ell que no fuma habitualment, va demanar un Montecristo amb el grau d'humitat adequat, i el va encendre parsimoniosa i ceremonialment.

Gaudia de cada moment, amb cada detall, i ho vaig comentar amb el Blas que, de seguida, va estar d'acord amb l'explicació. Per l'Antonio, els dies estaven plens de petits i numbrosos plaers que ell, com a bon Taure, era capaç de descobrir, apreciar i fruir. Això és el que l'ha protegit del Parkinson.

MELATONINA

La melatonina és la droga de moda. A Estats Units es venen milions d'unitats. És una substància hormonal fisiològica, que tots produïm naturalment, que es fabrica a la glàndula pineal del cervell.

És l' "hormona del ritme", la que marca o intervé en els cicles vitals, i, concretament, els temps relatius de son i vigília (el que es coneix com a ritme circadià). Pres en comprimits, es diu que la melatonina beneficia la son, millora l'ànim, la memòria, la potència sexual, el to de vida...

Una sèrie d'avantatges sense fi, una veritable "panacea" (I) . S'ha utilitzat per millorar els símptomes dels pacients amb la malaltia de Parkinson i d'Alzheimer, però l'optimisme inicial ha d'anar amb dades fiables.

Entre els neuròlegs espanyols sabem d'algun que, tornant de les reunions de l'Acadèmia Americana, es pren un parell de comprimits de melatonina i després ens diu que dorm perfectament, s'estalvia el "jet-lag" i, a més es troba física i anímicament molt millorat. Haurem de posar a aquests companys en algun estudi més controlat.

LA RECEPTA DEL DR. FAUSTO

El Dr. Fausto (el de Marlowe, el de Goethe) ja ha pensat massa, i que tornar a fruir de la vida: "Tota teoria és tan àrida com verda i ufanós és l'arbre de la vida" (I).

I aquesta recepta pot anar be als parkinsonians en els quals s'hi acostuma a trobar una actitud antihedonista, amb una marcada tendència a l'autoexigència, escassa capacitat de gaudir de determinats aspectes de la vida , més convencionalisme, moral rígida i depenen del grup 210.

Alguns arriben a suposar que aquests trets de personalitat "premorbida" foren factors coadjuvants en la malaltia pel que resulta lògic que orientin la psicoteràpia cap el contrari: la recerca d'una actitud més independent, clara i hedonista en el pacient.

Molts neuròlegs han notat la diferència d'evolució dels parkinsonians depenent del seu estat d'ànim. En la meva experiència, les persones que, encara que han acceptat la malaltia, han aconseguit mantenir-se actives, realitzant els seus projectes amb alegria, han evolucionat favorablement.

La il·lusió millora la substància nigra 101. I con que no disposo de proves científiques, posa com a testimoni al vitalista Stevenson; en una obra 231 menys coneguda que "La Illa del Tresor" aconsellant amors en l'edat tardana per combatre "l'acció petrificadora del anys" (I).

MARIHUANA MEDICAMENTOSA

Ja gairebé estic a punt de que em facin fora del Col.legi de Metges. Després de prescriure al parkinsonià, segons recepta fàustica, una núvia a l'edat tardana, vaig a comentar-vos que la marihuana i el hachís han estat utilitzats pel tractament de la malaltia de Parkinson, al Estats Units, està clar.

No s'ho creuen?. Fins i tot hi ha un fòrum a Internet dedicat a recollir investigacions o dades en aquest sentit (Parkinson and cannabis 196).

YOHIMBINA PER PUJAR... LA PRESSIÓ

Ara si que li han obert expedient les autoritats acadèmiques, dirà el lector. Però no ho dic jo només, està demostrat que la yohimbina pot ser útil per tractar la hipotensió ortostàtica (II) 242. Si, de passada que puja la pressió, el parkinsonià millora el seu lívid i la seva capacitat sexual, no trobo motius d'alarma ni de queixa.

FER BOGERIES

No és una proposta de tractament si no una curiosa observació clínica que podria suggerir alternatives terapèutiques: una parkinsoniana endinsada va millorar espectacularment, acabant-se del tot les intenses acinèsies i discinèsies que tenia, quan va patir una fase maníaca aguda (36 hores) malgrat la retirada de la medicació dopaminèrgica en aquest període 157.

SUC DE LLIMONA

No es tracta de cap prescripció de curandero. L'absorció de levodopa es veu influenciada pel pH gastrointestinal. Prenen suc de llimona (30 ml) amb cada dosi de levodopa s'ha aconseguit augmentar clarament els nivells plasmàtics d'aquesta substància i millorar la funció motora en un grup de parkinsonians (38), en especial en aquells en els quals l'acidesa gàstrica inicial era més baixa del normal 254.

UN PASSEIG EN TRACTOR

El pacient del Vicenç té un tractor. Aquest company (i malgrat tot amic) sempre va rebutjar les temptacions acadèmiques per la seva decidida vocació clínica.

I amb aquesta experiència d'ambulatori li va cridar l'atenció el cas d'un pacient parkinsonià que, per millorar, tots els matins abans del Sinemet donava una volta amb tractor.

La història me la va explicar mentre preníem unes cerveses. Ho deia com a broma, i jo vaig lligar aleshores, que també havíem considerat còmic el de la "chaise trépidante" (cadira trepidant) (I) de Charcot.

I pot ser que sigui veritat: el traqueteig, a part de mobilitzar les articulacions, de "desenrempar" mecànicament, és una manera d'activar totes les nostres articulacions, de sensibilitat profunda. I això ha de ser bo. Podria inventar-se un aparell vibrador basat en això.

ULLERES BLAVES

Són conegudes les dificultats d'integració visual-espaial que tenen els parkinsonians. Són especialment visibles quan passen per llocs estrets i poden perjudicar notablement la marxa.

Sembla, que la visió a través de vidres de colors pot modificar el grau de coordinació visual-motora.

Al menys això diuen els fabricants d'ulleres blaves per parkinsonians que s'anuncien a Internet: a cada cas és pot prescriure un color personalitzat (sempre blavós) que millori la marxa del pacient. Fins i tot donen instruccions per fer proves en programes de dibuix com Corel Draw.

ILLA MARGARITA

Aquesta història me la va explicar una metge jove d'una altra especialitat, que en aquell temps rotava per Neurologia. No recordo be el seu nom. Helena? però si que recordo la història i la transcriuré amb les pròpies paraules:

"En el meu primer any de residència vaig atendre molts pacients però de la que més me'n recordo és de la Fàtima. Tenia cinquanta i cinc anys encara que semblava una vella a punt d'apagar-se.

Era, com la gran majoria d'aquests malalts, una mestressa de casa que només havia conegut els límits del seu territori que ara estava buit, igual que el seu sac d'il·lusions. Un cop més, una història de depressions, d'apatia sexual, de rígida educació i ara d'una fidel viduïtat.

No hi hauria pensat més si no haguéssim coincidit, tres anys després, en un vol a Illa Margarita. Va ser ella la que em va reconèixer, i em vaig quedar molt sorpresa quan vaig adonar-me'n de que aquella senyora gran, parkinsoniana, ara, era una senyora sana i vital, amb una bellesa madura a punt d'explotar. Jo tenia problemes amb la meva reserva de l'hotel i em va convidar a casa seva, a on vaig descobrir el secret de la seva curació.

Poc després de sortir de l'hospital la Fàtima havia conegut casualment a un pintor veneçolà de la seva edat, pintor i rodamón que tenia una finca petita a la Illa Margarita; compartien afeccions literàries i això va ser l'excusa per tenir successives llargues converses mentre sopaven; ell va fer-li renéixer una vitalitat antiga i fins i tot va tornar a escriure contes com quan era una nena.

La Fàtima es va oblidar dels seus metges occidentals, dels seus amics d'Espanya i el va acompanyar. Avui es dediquen a sembrar hortalisses, fruites i flors oloroses en els seus jardins, i prenen banys de sol sobre l'herba molla.

Fan la migdiada en una hamaca penjada entre dos arbres i fan l'amor, entre plors i rialles, en diferents i perfumats llocs. Els seus sopars s'allarguen entre les espelmes i les bones cigarretes i algun porro, i les llargues tertúlies acaben a la matinada.

La Fàtima ja no té Parkinson (o és com si no el tingués).

REALITAT VIRTUAL

S'està investigant l'ús d'ulleres especials (més complexes que les de color blau que abans hem descrit) i altres dispositius virtuals per ajudar a la marxa dels parkinsonians.

Fora una versió moderna i molt més completa dels bastons o altres dispositius visuals o auditius que han demostrat eficàcia per resoldre la pèrdua de la "melodia cinètica" del parkinsonià.

ET COLE FELICES, MISEROS FUGE (I)

Ja ho deien els clàssics: Et cole felices, miseros fugue"
(ajunta't als feliços, fuig dels desgraciats). És aconsellable,
estiguis sa o malalt , evitar les idees negatives i aconseguir
actituds positives, rodejar-se de persones optimistes, evitar
als tristos i amanir la vida amb una certa ironia i molt
humor.

En alguns hospitals americans tenen sales dedicades a fer
riure als pacients (una mena de "sala de rialles"). La
hipòtesi és que el riure allibera la tensió, disminueix les
molèsties, millora la respiració i fa pujar l'estat d'ànim.

L'humor és el millor medicament i aquesta vella dita ha
estat popularitzada en alguns llibres i assumida per certs
grups socials (I). Recomanen llegir llibres divertits,
seleccionar pel·lícules o vídeos d'humor i afavorir converses
divertides. No se si serà més o menys útils pels
parkinsonians però de ben segur que els hi va be.

XVII. Cirurgia si, cirurgia no.

L'atzar va estar en l'inici de la malaltia de Parkinson. Un accident va obrir camí al que es va conéixer com a cirurgia lesional; les tècniques estereo-tàxiques van ser durant molt de temps el tractament clàssic per a la tremolor.

Avui dia, la milloria en la neuroimatge i l'alianza amb l'electrònica plantejen horitzons insospitatas per millorar els símptomes parkinsonians. A la meitat, la moda dels trasplantaments, va caure.

Clars i foscos i esperança omplen aquest capítol. La cirurgia no cura, i només és útil en nombre petit de casos, però les modernes tècniques quirúrgiques tenen un lloc preciós encara limitat entre els tractaments de la malaltia de Parkinson 73.

DOS PEL PREU D'UNA

Corria l'any 1939 i el pacient que acabava d'operar el Dr. R. Meyers tenia prous motius per sentir-se agrait: després de treure-li un tumor cerebral no només estava viu, quelcom no tan freqüent en aquella època, si no que havia deixat de tremolar.

I és que a més d'un tumor tenia la malaltia de Parkinson, fins que una maniobra afortunada del cirurgià va tallar un feix de fibres nervioses (la nansa lenticularis) que des del tàlam al nucli pàlid (dos nuclis grisos de la base del cervell).

El feliç resultat va ser la milloria del símptomes parkinsonians i el neixament d'un nou tipus d'intervencions: la cirurgia lesional, que consisteix en produir petites i limitades lesions en determinades zones del cervell per modificar la tremolor o altres símptomes. En els seus inicis, la'aplicació d'aquesta tècnica requeria un gran valor en els pacients: segons l'estadística de l'època, en morien 17 de cada 100, i dels supervivents, només en milloraven 39.

ELS QUIRÚRGICS CINQUANTA

En els anys cinquanta, encara no havia nascut la levodopa i el que tenia la malaltia de Parkinson perdia tota esperança. Els neurocirurgians van recollir llavors la torxa que una dècada abans havia deixat el Dr. Meyers. A molts quiròfans es va assajar per aconseguir produir la menor lesió possible que alleugerís la tremolor i la rigidesa.

L'avenç més important va arribar amb l'aplicació de la cirurgia estereotàxica, una tècnica que ja es feia servir en animals d'experimentació.
Consisteix en un sistema de control i medicació situat externament que, amb l'ajut de la neuroimatge, aconsegueix introduir, a través d'un petit orifici en el crani, una agulla llarga que arriba amb una gran precisió a l'àrea cerebral que es vulgui lesionar.

Uns varen escollir directament la zona que es va lesionar en el primer pacient, la nansa lenticularis que, com ja hem dit, va del pàl-lid del tàlem . Uns altres van lesionar directament el pàl-lid (palidotomia) o el tàlem (talamotomia) en diferents parts.

Els resultats van ser bastants satisfactoris, en especial per l'alleugeriment de la tremolor. Però l'arribada de la levodopa a finals dels anys 60 va suposar un avenç terapèutic més beneficiós i fàcil d'utilitzar. Va baixar dràsticament el nombre d'intervencions encara que alguns neuròlegs i neurocirurgians han seguit recomanant-ho fins fa poc, per a casos molt seleccionats amb tremolors incapacitants.

EL QUE EN BREU PUJA TAN ALT...

Les modes són, per definició, canviables. Com deia el clàssic (I). "El que en breu puja a un seient alt, acostuma a caure ràpid". I això va passar amb els trasplantaments de cèl·lules al cervell per tractar la malaltia de Parkinson.

La base teòrica era senzilla: en aquests pacients van morint les cèl-lules de la substància nigra que produeixen dopamina, i que és necessària per l'estriat (II). Doncs be, s'agafen neurones de substància nigra de fetus i es trasplanten a l'estriat per que allà produeixin dopamina. O, també, s'obtenen altres cèlu-les del propi malalt que produeixen dopamina (per exemple, les de les glàndules suprarrenals (III). i es situen a l'estriat.

A finals dels 80, el Dr. Madrazo de Mèxic va ser pioner d'aquestes intervencions i va publicar espectaculars resultats: segons deien, un dels seus pacients mai més va necessitar levodopa.

Els neurocirurgians americans es van animar -massa- i en poc temps van operar amb aquesta tècnica a cents de pacients. Però a part de complicacions series i vàries morts, cap trobava els resultats descrits pel Madrazo.

L'explicació va arribar una mica després, quan en l'autòpsia d'alguns pacients operats es va descobrir que en el lloc del trasplantament no s'hi trobava res més que una pila de cèl-lules mortes. Un comitè d'experts (Goetz, Olanow i Koler) va decretar que els beneficis eren mínims i inconsistents, i es van abandonar els trasplantaments de cèl-lules adrenals. El són mexicà havia acabat.

ESTIMULANT EL TÀLEM DES DEL PIT

Les intervencions quirúrgiques que lesionen zones del tàlem (talamotomies) s'han utilitzat durant dècades per tractar la tremolor.

Els resultats han siguts molt variables. però fins i tot en els casos que va be, la talamotomia té l'incovenient de que s'acostuma a emprar unilateralment i, sobre tot, que la lesió que produeix és irreversible.

Per això és molt més convenient, i amb menys risc, l'actual tècnica 27 d'estimulació talàmica amb elèctrodes implantats crònicament en aquest nucli. uns petits elèctrodes estimuladors es poden implantar a ambdós costats amb escasses complicacions.

La posició d'implant es determina mitjançant registres intraoperatoris en el nucli ventral intermig del tàlem.

Es fa servir estimulació d'alta freqüència (100-200 hertzios) que es controla mitjançant una caixeta implantada subcutàniament en la paret del pit; el seu efecte beneficiós sembla que es realitza mitjançant el bloqueig per despolorització. Fins un 88% dels parkinsonians tenen bons o excel-lents resultats, i s'espera que es mantingui a llarg termini 37.

LA PALIDOTOMIA ACTUAL

Amb els avenços de la neuroimatge i més bons coneixements fisiopatològics, es pot ser molt més precís.

Actualment, la palidotomia es realitza en una zona molt restringida (I) i el seu benefici més important és que elimina les discinèsies contralaterals; també remet la tremolor i la bradicinèsia; no millora el llenguatge, però si que sembla que disminueixi les fluctuacions motores, els bloqueigs de la marxa i el dolor.

S'ha arribat a dir que la palidotomia tindria efectes similars als de la levodopa. Els pacients han de continuar prenen la medicació de manera similar tal com ja ho feien abans d'operar-se, però al tenir menys discinèsies poden augmentar-la 190.

La palidotomia és una tècnica més complexa que la talamotomia, té un risc més important de complicacions i, si la lesió no es localitza be, l'extensió i durada del resultat és més petita. Però en els casos que van be, el benefici és molt important i, per regla general, amb lesions unilaterals s'aconsegueix millorar ambdós costats.

L'estimulació pal-lidal consisteix en que en lloc de provocar la lesió, es situa un elèctrode estimulador en el pàl-lid (de manera similar a com s'ha fet en el tàlem) que es pot activar externament. Encara està en fase experimental.

XVIII. Parlen els pacients

Els metges els veiem com a pacients, però ells no es veuen així. El parkinsonià ha trigat en saber que li diem així. Aquest home o aquesta dona van començar a tremolar o a tenir una sèrie de molèsties i van anar a l'especialista per que li confirmés el diagnòstic que ja havia fet el seu metge de capçalera.

L'INTRÚS

Ara sent que un intrús ha arribat a la seva vida. Si estava tan be amb la meva feina, amb la meva família, amb els meus amics, es diu. Que és això que em passa?. Quan durarà?. Segur que quan faci el tractament durant uns mesos em curaré. Però resulta que l'intrús continua, que la malaltia envaeix cada cop més parcel-les de la existència, que ha d'amagar la mà tremolosa per que no ho notin els seus companys.

S'ASSUMEIX EL PROBLEMA

En un moment donat tots sabem ja que té la malaltia de Parkinson. Començaran a donar-li consells, uns a animar-lo i altres a explicar-li -conscient o inconscientment- lo malament que està el tal que té el mateix.

Els suplements de la premsa tenen de tant en tant articles sobre la malaltia que llegirà amb ganes i que no sempre entendrà. Hi ha cops, una noticia sensacionalista sobre un nou tractament el farà trucar urgentment al seu metge per preguntar-li si a ell se li podria aplicar. Altres vegades arriba el desànim: segueixo igual o pitjor que abans, ja no puc sortir amb els mateixos amics em miren d'una manera estranya. Hi ha temporades que es desanima: les darreres píndoles se'm posen millor, no tinc nàusees, i em trobo be la major part del temps; m'organitzaré, faré les compres quan estigui en fase "on", con que demà tinc un sopar em prendré una hora abans el doble de la dosi. així se'm notarà menys.

ATREVEIX-TE A CONÈIXER

Cal que el parkinsonià sàpiga moltes coses de la seva malaltia?. Amb algunes excepcions (els molt hipocondríacs), penso que el que el pacient conegui be la seva malaltia no és dolent, si no beneficiós 100. La majoria dels parkinsonians són meticulosos i intel·ligents i poden treure molt partit si adquireixen coneixements més o menys elementals sobre com es lesiona el cervell, com actuen els medicaments que pren o quines complicacions són més freqüents.

Hi ha excel·lents guies, millorant la present, per les que pot conèixer aquesta o altres malalties neurològiques, en espanyol (I) o en angles (I). Sempre insistirem de que en cas de dubte, consultin al seu metge general o al seu especialista, però cal animar-los a no tenir del coneixement: *Sapere aude* (atreveix-te a saber) que deien els clàssics (II).

COM ES SENTEN REALMENT ELS PARKINSONIANS?

Encara que portem molts anys dedicats a la malaltia de Parkinson ens falta per conèixer aquesta sensació íntima, aquesta interiorització del trastorns que no s'aprèn en les publicacions ni congressos i que només un pacient amb la suficient sensibilitat pot comunicar.

Amb el més gran respecte pel dolor dels demés, però sense falses postures , transcric aquí tres exemples que m'han ajudat a conèixer com es sent per dins un parkinsonià: la pacient jove que es revela contra una "malaltia de vells" (1), el que grava la seva desesperació en versos (2), o aquell qui assumeix amb humor un dificultós "problema concret" (3):

1. DESAFIANT EL PARKINSON.

(Tret del llibre en el que la Carmen Diaz Martinez 66 relata la seva vida amb la malaltia de Parkinson).

Porto disset anys compartint la meva vida amb la malaltia. Sé perfectament el malament que es pot arribar a sentir una persona que el pateix. Sé els sentiments que pot despertar. Hi ha moments de ràbia, d'impotència i de dolor. Altres vegades és el desànim, el sense alè, la desesperança el que ens envaeix. Plores, et reveles però la malaltia continua al teu costat.

Jo he passat per tot això. Potser sigui el que m'ha animat a compartir la meva lluita, les meves pors, la meva soledat. He comprovat que la teva actitud davant la vida serà el que influirà sobre la malaltia. Queixant-nos no aconseguirem res. Tenim la malaltia de Parkinson i hem de viure amb ella. A partir d'aquí podrem començar a combatre-la. Per aquesta lluita necessitarem tota la nostra energia, tota la nostra força.

La Carmen ara presideix una associació de parkinsonians, i els aconsella, en primer lloc, conèixer la seva malaltia, saber el que realment els hi passa. Després els incita (quasi els empenta, així és ella) a refer la seva vida: Atreveix-te a viure¡ (Vivere aude, que diria l'Horacio) (I).

2. POEMES SOBRE LA MALALTIA DE PARKINSON
(Agafat d'Internet, 22-05-96: S.A.A.)

Parkinson's disease is a pain
as my flexibility is on the wane
because of a dopamine drain
in the chemistry of my brain

It limits the things I can do
including the ability to screw
which used to be so much fun to do

It freezes my facial expression
and causes emotional depression
It has affected my bladder control
as I my urine I try to hold. (...)

("La malaltia de Parkinson és un dolor / mentre la meva flexibilitat minva / per que hi ha un desguàs de dopamina / en la química del meu cervell. / Limita les coses que puc fer / incloent la possibilitat de donar voltes / que abans em divertia tant /. Congela la meva expressió de la cara / i em provoca una depressió / ha afectat el control de la meva bufeta / quan intento retenir l'orina/...

O aquest altre, breument tràgic (de W.T. també tret d'Internet).

SOMETIMES

Sometimes
Rhythm and Grace
Fail Me
Leaving Me
Stiff and Clumsy
Unable to Express
The Melody
To Which My Soul
Still Dances

(Algunes vegades / ritme i gallardia / m'abandonen / deixant-me / rígid i feixuc / incapaç d'expressar / la melodia / amb la que la meva ànima / encara balla).

3. ÉS UN PROBLEMA CONCRET I ESCABRÓS

A Internet vaig trobar aquest curiós - i una mica escabrós - problema que se li va presentar a parkinsonià; ell mateix, ho explica amb humor (D:B: 16/1/96).

"The following is a story from my past in which I was able to find humour in my otherwise frustrating struggle with PD:
(...) The movie fast-paced and between my adrenaline rush and the lack of dopamine in my system, Y was tremoring quite a bit as the movie concluded. On the way out, I stopped off at the Men's Room...

181

While standing at the urinal, I discovered that I was unable to grab my zipper and the concentrated effort was causing my hand to actively shake and jerk. With people waiting behind me and this hand action going on, I suddenly wondered how this might look to others, a grown man standing at a public urinal with his right hand at crotch level in a jerking motion".

(El que segueix és una història del temps en el que encara era capaç de trobar humor en mi mateix, per altra banda frustrant lluita amb la malaltia de Parkinson: (...) La pel·lícula era d'acció i entre que la meva adrenalina s'accelerava i que faltava dopamina en el meu sistema, jo estava tremolant una mica quan va acabar la pel·lícula. A la sortida vaig anar als serveis...

Mentre estava a peu dret davant l'urinari, em vaig donar compte de que no podia baixar la cremallera del pantalon, i l'esforç per concentrar-me provocava que la meva mà es mogués i sacsegés. Hi havia gent esperant al meu darrera, i la meva mà seguia amb el mateix moviment;

de sobta em vaig preguntar que els podia semblar als altres, veure un home gran, dret en un urinari públic, amb la mà dreta a l'alçada de l'entrecuix fent un moviment de sacsejades.)

IX. Parlens els metges

No només són metges i neuròlegs si no parkinsonòlegs. Els que parlaran són coneguts a nivell nacional i internacional com a veritables experts en la malaltia de Parkinson, encara que no hi estan tots els que són (I). Entre els que he aconseguit col.laboració, cadascun respon a una pregunta des de la perspectiva personal, amb l'autoritat que dona un elevat coneixement tècnic però, a més, amb la pròpia experiència. Tots ells han destacat en l'investigació però, a més, són essèncialment clínics, que ja fa anys que estan tractant a pacients parkinsonians. Per això hem d'escoltar les seves destil.lades paraules.

QUANTS PARKINSONIANS HI HA ESPANYA?
Jesús Acosta Varo (II)

No resulta tan fàcil saber el número de malalts amb la malaltia de Parkinson. Els habitants de qualsevol lloc són molts, i els malalts no porten necessàriament una identificació al front. El primer de tot és evidenciar-ho. Necessàriament ens porta a delimitar els criteris diagnòstics. A que li estem dient malaltia de Parkinson.

Què han entès per Parkinson els diferents autors que, d'una forma o altre, van voler aproximar-se a la xifra de pacients d'aquesta entitat. Nosaltres, en el seu moment, vàrem exigir l'existència de tremolor, rigidesa i acinèsia, amen d'haver descartat amb molta raó altres quadres semblants i està fet el diagnòstic per un neuròleg qualificat.

Convé separar amb molta cura pacients similars de la genuïna malaltia de Parkinson.

Hi ha diferents motius que fan que les xifres obtingudes siguin discordants a l'hora d'obtenir la Prevalença. En primer lloc, variacions no gens menyspreables de criteris diagnòstics. I no menys considerables, les diferències de qualificació dels que han fet el treball de camp.

Les diferents formes de plantejar els estudis epidemiològics són de vegades aparatoses. Mentre uns pretenen obtenir una xifra aproximada ja sigui de la Prevalença, o de la mortalitat per la malaltia, contant els certificats mèdics de defunció en els que hi consta el diagnòstic de Parkinson, altres van intentar mesurar-la pel consum de fàrmacs antiparkinsonians (Quantes tremolors essencials cavalcant sobre Dopa?).

Per últim autors xinesos, europeus, i alguns de nosaltres, que contem un a un els pacients. Apareix el "door to door" (porta a porta). No és res més que examinar un a un els habitants d'una determinada població. Nosaltres ho vàrem fer en el preciós poble de Vejer de la Frontera (I). Des de llavors es va convertir en el primer poble espanyol d'una mida considerable (al voltant de nou mil ànimes) on tots els seus habitants varen ser examinats per un equip de metges amb la finalitat de tenir en compte, entre altres patologies (la tremolor essencial, epilèpsia, etc...) als pacients amb la malaltia de Parkinson.

Vàrem obtenir una Prevalença de 2,7 per mil habitants (I). No hi ha molta diferència d'altres treballs obtinguts per mètodes similars. És a dir, la interessantíssima ciutat de Cadis, tindria uns 400 pacients. I, a tota Espanya, això és el que em preguntaven , uns 110.000 parkinsonians.

184

COM S'EXPLORA A UN PARKINSONIÀ?
Agustí Codina Puiggrós (III)

La inspecció del malalt en repòs, quan parla o quan camina, és el més important per detectar la malaltia de Parkinson. Assegut al despatx de la consulta, davant del metge, s'aprecia que el malalt té una cara amb poca expressió, inmóvil-facies-amímica-, tan mateix la freqüència del parpellejar està clarament disminuïda. Per altra banda, també ens donem compte de la manca de gesticulació normal dels membres superiors, especialment de les mans, a ambdós costats -Parkinson bilateral- al parlar -, és a dir hi ha una pobresa de gestos; però aquest signe és molt més notori en les formes inicials en que hi ha una afectació unilateral. En el costat malalt, la gesticulació del membre superior no es realitza i això contrasta amb la banda sana.

La marxa del parkinsonià és dificultosa, arrossega els peus i els belluga amb passes molt petites. En fases inicials - quan hi ha afectació unilateral- s'aprecia que arrossega una cama. És molt típica la pèrdua del braceig normal al caminar. Tan mateix, en fases molt inicials i, a vegades no tant, aquest fenomen es fa encara més evident per que en el costat afectat el malalt no braceja al contrari del costat sa que ho fa d'una forma normal.

L'actitud flexible del tronc - lleugera flexió cervical - i dels genolls només s'observa en fases molt avançades i no en les inicials. El mateix passa amb la dificultat a l'iniciar la marxa, "freezing" o congelació de la marxa. La dificultat per donar la volta al caminar s'aprecia en períodes menys avançats.

Un signe molt precoç en l'exploració és la dificultat per realitzar moviments ràpids de flexió i extensió dels dits, com si el malalt toqués el piano, en el costat afectat - maneres inicials - o a ambdós costats. Com anècdota que posa de manifest la importància de la inspecció en el diagnòstic de Parkinson voldria dir el que un malalt parkinsonià va ser diagnosticat correctament per un fotògraf col.laborador nostre que ja havia fotografiat a varis malalts.

COM ÉS LA LESIÓ DE LA MALALTIA DE PARKINSON?
Francisco Javier Grandas (I).

En la malaltia de Parkinson hi ha una degeneració i pèrdua de neurones d'un nucli del tronc cerebral anomenat substància nigra i, com a conseqüència, una disminució de dopamina en determinades regions cerebrals. La dopamina és el neurotransmisor que aquestes neurones produeixen.

ÉS HEREDITÀRIA LA MALALTIA DE PARKINSON?
Justo Garcia de Yebenes (I)

Les respostes categòriques a les preguntes concretes són més pròpies de la religió o de la política que de la ciència.
La ciència distingeix de matisos i circumstàncies, no respon en termes absoluts i es basa en comparances fins el punt de que, segons alguns, un científic és una persona que a la pregunta de: Com està la seva esposa? respon amb una altra pregunta: Comparada amb qui?. Segons això, la malaltia de Parkinson és hereditària o no en funció de com definim ambdós termes: malalts de Parkinson i herència.

En primer lloc, la malaltia de Parkinson probablement no és una malaltia única. El nostre concepte de malaltia ha canviat. Fa un segle una malaltia era una entitat clínico - patològica, es a dir, un conjunt de signes i de símptomes acompanyats d'un patró anatòmic macro i microscòpic.

Segons això, la malaltia de Parkinson és un conjunt de signes i símptomes - akinèsia, rigidesa, tremolor en repòs, alteració de reflexes posturals, més o menys grau de depressió i demència - atribuïbles a una pèrdua de neurones a la substància negra i altres nuclis cerebrals amb presència d'unes inclusions intracitoplàsmiques en les neurones supervivents, els cossos de Lewy.

La idea de que les malalties eren atribuïbles a causes úniques ha continuat durant molt de temps però les trobades recents de la biologia molecular ens han obligat a canviar de punt de vista.

Ens està passant als neuròlegs igual que als físics , quan van descobrir que l'àtom - considerat indivisible durant més de dos milens - estava format per multitud de partícules elementals. Nosaltres estem descobrint que el que abans consideràvem com entitats homogènies - Parkinson, Alzheimer, esclerosi lateral amiotròfica, etc... són conjunts de malalties atribuïbles a etiologies múltiples i produïts per diferents processos fisiopatològics.

Cenyint-nos concretament a la malaltia de Parkinson, sospitem des de fa anys que pot ser hereditari o al menys tenir un component hereditari. Fa 50 anys, un neuròleg suec de nom impronunciable, Mjönes, després de visitar les famílies de cents dels seus malalts va arribar a la conclusió de que la malaltia de Parkinson era hereditària, segons un patró mendelià, autosòmic dominant amb penetració incompleta.

L'estudi de Mjönes va ser molt criticat per que va incloure com a casos secundaris a persones amb tremolor com a únic símptoma. Fa anys es pensava que la tremolor aïllada no era indicatiu de malaltia de Parkinson; avui dia se sap que pot ser-ho. Vint-i-cinc anys més tard, Roger Duvoisin, un neuròleg americà, va repetir l'estudi de Mjönes en els pacients de la Universitat de Colúmbia. Els resultats van ser, malgrat tot, tot el contrari. No va trobar més casos secundaris de malaltia de Parkinson en les famílies dels pacients que en les dels seus conjugues.

Durant els anys 80 es va intentar estudiar el factor hereditari mitjançant la freqüència d'associació de malaltia de Parkinson en bessons uni o bivitelins. Els tres estudis realitzats, a Finlàndia, Anglaterra i Estats Units varen ser poc informatius degut a deficiències metodològiques, escàs nombre de bessons i problemes de detecció de la malaltia. Quan les dades varen ser revisades i es va utilitzar la tomografia amb emissió de positrons com a mètode de detecció d'individus presimptomàtics aquests estudis van revelar un fort component hereditari.

En els darrers anys disposem de 2 noves tècniques d'estudi del paper de l'herència en la malaltia de Parkinson.

El primer d'ells, l'estudi de polimorfismes de gens o fenotips d'enzims en estudis de poblacions, ha revelat que els parkinsonians, com a grup, tenen certes característiques de transmissió hereditària, amb més freqüència que els no parkinsonians. Per exemple, els parkinsonians tenen amb freqüència un metabolisme lent de detoxificació de productes exògens del mig ambient.
La segona eina és la busca de mutacions associades a la malaltia de Parkinson en famílies en els que la malaltia s'hereda amb caràcter mendelià.

Fins ara han aparegut dues mutacions: una del cromosoma 4, en un gen per ara desconegut, en la malaltia de Parkinson autonòmica dominant; i l'altra en el cromosoma 6, en el gen de la superòxid-dismutassa II o lligada a manganès, en la malaltia de Parkinson autosòmica recessiva. Possiblement, en el futur apareixeran noves mutacions.

Tornant a la pregunta inicial i com a resum: És la malaltia de Parkinson hereditària?.

Probablement la malaltia de Parkinson inclou múltiples entitats de diverses causes, algunes d'elles de caràcter purament hereditari, com les que acabem de descriure, - altres en les que hi hagi una predisposició genètica que només es tradueix en clínica quan coexisteix un tercer grup d'individus en els que la malaltia es dona exclusivament degut a causes ambientals.

Alguns pacients amb malaltia de Parkinson podrà replicar-me: Dr. Yébenes, deixis de pamplines i digui'm en concret quin risc tenen els meus fills d'heretar la meva malaltia. A aquesta persona, amb aquesta pregunta tan directa podríem dir-li: Si vostè té una motació en un gen de la superòxid-dismutassa II, possibilitat que nosaltres podem investigar, els seus familiars tenen un risc molt alt de tenir la malaltia si comparteixen la mateixa mutació.

Si a la seva família hi ha varis casos clínics de malaltia de Parkinson, el risc de que altres membres de la família pateixi la malaltia no és predictible, encara que augmenta en les famílies en les que la malaltia comença aviat, quan les manifestacions clíniques es caracteritzen sobre tot per l'acinèsia, més que per la tremolor, i quan hi ha casos associats de tremolor en la família.

S'ADQUIREIX LA MALALTIA DE PARKINSON?
Santiago Giménez Roldán (I)

M'ho temia: l'autor també m'ho preguntaria. És la pregunta que m'horroritza quan diagnostico un cas nou: I això, de què m'ha pogut venir? quina confiança podrà tenir en mi aquest pacient si li confesso que no tinc la més mínima idea? Con que l'autor em diu que aquest llibre no va completament "en serio", em permetré dir quelcom tampoc en serio, però que ens volta a molts pel cap.

Vindran generacions que els hi farà molta gràcia quan llegeixin que avui parlem de la malaltia de Parkinson. Com si només n'hi hagués una. "Segur" (amb dic fluix) que s'identificaran moltes malalties de Parkinson, al menys per la seva causa, i tindrem, crec jo, anàlisi a mà que indicaran al culpable en cada cas i li podrem posar un remei eliminant l'enrenou que hagi pogut produir en el cervell segons sigui la causa. Ho he somniat clar.

Així les coses em sembla que, al menys alguns malalts, venen a aquest mon amb la marca genètica que varen heretar dels seus pares. És com si haguessin heretat un dècim de loteria, que et pot tocar, si, ... però necessites quelcom més.

Aquí, "la bola del bombo" que decideix és el què, esta volant, misteriós i ocult, i col.labora amb els teus gens en el pitjor sentit de la paraula. Els lectors diran: Però senyor, sigui seriós: que és això "misteriós i ocult" que diu vostè? Doncs no ho sé. Hi ha molta gent (nosaltres també ho hem observat a Madrid) que diuen haver begut aigua d'un pou anys abans - per això de les pesticides - et diu com a candidat al Parkinson. No m'ho crec.

Si em fessin aquesta pregunta - avui, que encara no tinc Parkinson - diria rotundament que mai se m'hagués ocorregut beure de fonts tan exòtiques.

Si , per la meva desgràcia, tingués ja una certa tremolor, segur que exprimiria millor la meva memòria i recordaria quan, de petit, en el pou de la meva avia, bevia amb ganes d'aquella aigua tan fresca. I no és que no em cregui la història de l'aigua del pou per aquesta selectivitat de la nostre memòria per recordar el que més en interessa.

Després de tot, la malaltia de Parkinson és més antiga que la llana, i fins en el llibre sagrat de l'Ayurbeda - quan les plantes creixien sense necessitat d'herbicides - ja s'explicava històries de persones amb tremolors. Per descomptat, la nostra societat és generosa en produir verins. Els xinesos estan alarmats per que des de que s'han industrialitzat els hi creixen parkinsonians per tot arreu. I fins hi tot la gasolina - això si, a glops - produeix quelcom semblant al Parkinson. Ves a saber.

QUINA RELACIÓ HI HA ENTRE EDAT I MALALTIA DE PARKINSON?
Juan Andrés Burguera Hernández (I)

Els símptomes de la malaltia de Parkinson debuten, habitualment, a partir de la quinta dècada de la vida.

El nombre de persones afectades de Parkinson s'incrementa amb l'edat, es calcula que 1 o 2 de cada 100 persones més grans de 65 anys pateixen la malaltia. Però no cal oblidar que en el 10% dels pacients, això és 1 de cada 10, la malaltia es manifesta abans dels 40 anys d'edat.

L'edat per altra banda influeix en l'expressió clínica dels símptomes, la progressió de la malaltia, la resposta al tractament i l'aparició de les complicacions tant motores com psíquiques. Per tant cal prendre-la en consideració, juntament amb la coexistència d'altres malalties freqüents amb l'edat i l'envelliment mateix, a l'hora de plantejar les estratègies terapèutiques tant per grups d'edat com individualment.

HI HA MARCADORS DE LA MALALTIA DE PARKINSON?
Eduardo Varela de Seijas (I)

Actualment, en la pràctica mèdica, els únics marcadors diagnòstics són els clínics; interpretant com a tal la valoració de la història clínica i les anàlisi dels signes i símptomes. La realització d'anàlisi, proves de neuroimatge, neurofisiològiques i genètiques, cal fer-les per descartar altres etiologies que es presenten com un quadre hipocinètic-rígit. En altres paraules, per fer un diagnòstic d'exclusió però no de confirmació de la malaltia.

Des del punt de vista d'investigació, hi ha dues vies que poden aportar dades diagnostiques específiques i possiblement incorporar-se al diagnòstic clínic de rutina en un futur. La primera consisteix en l'estudi bioquímic en el L.C.R. (líquid cèfal raquidi) dels metabolits de la Dopamina.

La segona és l'estudi de receptors dopaminèrgics i de l'afinitat entre receptor i lligant en l'estriat mitjançant la tecnologia P.E.T. (tomografia per emissió de positrons), el que ens permetria fer diagnòstics precoços en malalts amb clínica encara dubtosa.

COM PASSA LES NITS EL PARKINSONIÀ?
Blas Morales Gordo (I)

Durant les hores nocturnes, habitualment es fan menys moviments i, a més, la tremolor desapareix durant la son pel què, en teoria, la nit seria beneficiosa pels malalts que pateixen la malaltia de Parkinson. Res més lluny de la realitat.

Quan arriba el capvespre el parkinsonià comença a sentir por, una por antiga, que coneix bé, per què sempre ha tingut por pel que li passarà, pel què li diran, els retrets que li faran. I a l'arribar la nit no millorarà la seva malaltia, si no tot el contrari. La nit fa més dubtosos els espais, més borroses les figures, més indefinida la realitat. I té por de tornar a tenir al·lucinacions, com les que feien riure als seus fills uns dies abans. I quan sopant observa la carn o el peix que li han negat per dinar (aquestes maleïdes dietes de redistribució protèica), pensa que les oscil·lacions vindran ara, que entre llençols li costarà de moure's, que la discinèsia o la congelació que no ha tingut durant el dia es cobraran ara el seu tribut, i sortiran quan vulgui beure aigua, o quan vulgui aixecar-se per anar al servei, aquesta maleïda necessitat d'anar a orinar tants cops durant la nit.

Ell no pot dormir per això, fa temps que no aconsegueix dormir tota la nit sencera, però el pitjor és que despertarà al seu cònjuge i, encara que no li tiri res en cara, ell sap que la molesta, igual que sap que calla quan no ha pogut fer l'amor, quan va intentar acariciar-la i li tremolaven les mans i es va veure feixuc, ridículament feixuc.

I per postres, les cames se li començaran a moure al contacte amb la roba, i tindrà aquesta sensació desagradable als peus, "síndrome de cames inquietes" que en diu el seu neuròleg, però no hi posa remei.

I després les rampes, que fan molt mal. Però el pitjor són els somnis, aquests malsons tan estranyes i tan reals; hi ha cops que pensa que entra gent a l'habitació, persones que sembla que dormin allà, amb ells, com si estiguessin en una orgia, amb animals al mig, quina barbaritat, com li ha d'explicar això al metge, es pensarà que està boig.

QUE APORTA LA UNITAT DE TRASTORNS DEL MOVIMENT?
José Rafael Chacón Peña (I)

Molts hospitals, sobre tot els de més importància i de més volum assistencial tenen dins dels seus Serveis de Neurologia "Unitats de Trastorns del Moviment" (UTM).

Es dediquen parcial o totalment a l'assistència i investigació clínica bàsica en relació als "trastorns dels moviments". Els seus resultats es presenten a Congressos, Reunions i Taules Rodones nacionals o estrangeres, i algunes de les seves investigacions repercuteixen directa o indirectament en benefici pels malalts afectats d'aquestes entitats.

Aquestes UTM presenten dos problemes importants en la seva funcionalitat. Un deriva de la precarietat de la seves dotacions; la majoria d'elles funcionen amb només 1 persona (1 Cap de Secció o 1 Metge Adjunt), sol o ajudat per un o més d'un Resident (de Neurologia o d'altres especialitats), que fan la rotació per la Unitat durant un temps de 3 - 6 mesos.
Un altre problema és la habitual manca d'informació que els pacients tenen sobre l'existència d'aquestes UTM pel que o bé no les fan servir , o els hi és molt difícil accedir-hi.

Els nostres hospitals no acostumen a tenir dins del llistat de les seves ofertes assistencials aquestes o altres "unitats" (Epilèpsia, Cefalees, etc..) que tenint una existència real , no sel's hi dona publicitat pel coneixement general dels Metges de Zona o del Centre de Salut adscrits a l'Àrea de Salut de l'Hospital.

Aquests dos problemes suposen un obstacle pels malalts a l'hora d'aconseguir assistència o un estudi especialitzat en una d'aquestes UTM. Malgrat tot el voluntarisme dels seus components fa que el seu rendiment habitual sigui infinitament superior a les seves possibilitats reals de dotació en mitjans humans i materials.

Pels motius esmentats en el paràgraf anterior el malalt afectat d'un "trastorn del moviment", pot tenir coneixement d'una UTM que funcioni en un Hospital de la seva ciutat, be per informació directa d'un altre pacient amb una malaltia semblant a la seva, buscant informació per cap del abans esmentats anant al seu Hospital de referència i sollicitant informació directament en els Serveis de Neurologia. A les UTM el nombre més important de malalts atesos assistits són malalts de Parkinson (MP), i potser siguin també els que requereixin revisions més freqüents per tal d'ajustar els seus medicaments i el control de la seva malaltia.

El malalt de Parkinson (MP) que va a una UTM, trobarà resposta a moltes de les preguntes que ell mateix es fa en relació amb la seva malaltia.

A la UTM, el parkinsonià tindrà una clara i precisa explicació de la naturalesa de la seva malaltia, en què consisteixen els seus símptomes i signes, i les causes fins ara conegudes de l'entitat.

Coneixerà quines són les actuals perspectives terapèutiques mèdiques i quirúrgiques del seu mal, tot amb un llenguatge fàcilment entenedor per a ell.

També quines són les perspectives de tractament en un futur i el que cal esperar de l'evolució del seu procés (independència o limitacions que la mateixa malaltia li portarà en un futur).

A la UTM serà estudiat de manera exhaustiva doncs hi ha (i així se li dirà), altres malalties amb símptomes i signes semblants a la mateixa MP: els "parkinsonians", que ocasionalment poden ser confosos amb ella i la seva diferenciació es farà a través de la UTM en base a criteris clínics i per les proves complementàries , explicant-li clarament en el malalt si està afectat d'una real MP, doncs ambdues entitats tenen evolucions i tractaments diferents.

El MP serà atès en una consulta externa o se li proposarà la seva hospitalització si el responsable de la UTM considera que la seva malaltia està descompensada i es beneficiaria d'un ingrés hospitalari per tal d'ajustar la medicació, o be si els seus símptomes no són clars i es precís un estudi més extens per un correcta diagnòstic. i això només es pot fer amb el pacient hospitalitzat.

Finalment el MP no ha de tenir cap sorpresa si se li proposa entrar en algun "protocol especial".
A les UTM s'apliquen fàrmacs nous per la MP que estan en fase experimental, i la col-laboració del pacient parkinsonià és imprescindible per aconseguir saber si aquests nous medicaments són útils o no per la malaltia amb importants conseqüències positives.

També se li pot proposar ser gravat amb vídeo, quan es cregui que la seva malaltia i els seus símptomes o signes són atípics o estranys i amb això contribuirà al desenvolupament de la Medicina, doncs el seu cas pot ser motiu d'estudi en Congressos nacionals o estrangers, i en aquestes trobades de discussió es poden encendre noves llums per la seva malaltia.

Finalment també se li pot suggerir ocasionalment estudis especials (analítiques de sang o orina, proves de neurofisiologia especials, o de neuroimatge), quan hi hagi algun estudi especial d'investigació sobre la MP en aquesta UTM, i amb poca o cap molèstia pel malalt la seva col·laboració i la d'altres pacients com ell, pot contribuir a l'èxit de la investigació en curs. En definitiva el que la MP pot rebre en una UTM és no només assistència clínica i científica, si no a més ell pot al mateix temps amb la seva col·laboració desinteressada contribuir en el coneixement del seu mal, i fer que en un dia no molt llunyà tingui cura o prevenció.

QUÈ APORTA A LA MEDICINA PRIVADA?
Hugo René Beltrán Beltrán (I)

Aporta tranquil·litat, sobre tot quan comencen les fluctuacions senzilles. Fins llavors el malalt parkinsonià veu la seva símptomatologia més o menys estable; el seu neuròleg a la Seguretat Social manté el seu tractament quasi sense canvis i la cita per noves revisions en períodes de tres a sis mesos.

Així que el pacient comença a notar que té problemes especialment a la marxa (petits episodis d'imantació , descomposició al girar, augment de la tremolor o de l'acinèsia, etc...).

197

Caldria que tingués més a "mà" al neuròleg per fer-li moltes preguntes o exigigir algun canvi de tractament.

El malalt parkinsonià, generalment, acostuma a ser fidel al seu neuròleg fins aquests moments; aleshores decideix consultar privadament ja que els canvis de símptologia li semblen preocupants, la consulta privada li ofereix la possibilitat de consultes reals o telefòniques quan ho desitja, cosa que en el seu Hospital no sempre ho aconsegueix.

Així doncs, penso que és molt important el que el neuròleg mantingui informat al pacient en tot moment sobre l'evolució de la seva malaltia i el tranquil·litzi en els canvis que pugui notar, be de manera brusca o lenta i oferir-li ajut, be farmacològicament, rehabilitador o psicològic, d'aquesta manera el pacient es sent realment controlat pel seu metge i aquest és, segons jo crec, la veritable aportació de la medicina privada cap el pacient parkinsonià.

QUÈ APORTA LA INVESTIGACIÓ I, EN CONCRET, ELS ASSATJOS CLÍNICS?
Luis Javier López Del Val (I).

La investigació es centre fonamentalment en tres apartats: investigació en animals, models experimentals en laboratori i disseny de nous fàrmacs (on quedarien inclosos els assatjos clínics).

Per tant, els assatjos clínics són només una petita part de la investigació en general, i no hi ha cap dubte de que són clau del progrés i ha de ser un dels camins per vèncer la malaltia, però sempre anirà junt a les altres formes d'investigar.

El principal inconvenient per la seva realització segueix sent l'econòmic, ja que es calcula que el cost global des de que s'inicia l'estudi d'una possible mol-lecula fins que arriba al pacient és de 75.600 milions de pessetes (sis cents milions de dolers); això sense contemplar tots aquells que queden a mig camí per què es demostra que no són eficaços i s'abandonen. I el temps des de que es comença la investigació fins la venta a les farmàcies es situa al voltant de deu a dotze anys.

Malgrat els inconvenients, crec que la investigació segueix una línia de progressió ascendent a Espanya i en el mon, i el mateix succeeix amb els assaigs clínics, als que de forma tant important contribuiex el nostre país.

QUÈ FA LA SOCIETAT ESPANYOLA DE NEUROLOGIA PELS PARKINSONIANS?
Jaume Kulisevsky (I)

A la Societat Espanyola de Neurologia (SEN) hi ha una profunda preocupació per l'atenció que la sanitat en conjunt dona al malalt parkinsonià, així com una gran inquietut per la investigació en temes relacionats amb la malaltia de Parkinson (EP).

Una mostra del seu intereès es troba en l'existència en el si dels grups més consolidats i dinàmics de la SEN, on entre els seus objectius es troba el fomentar l'actualització de les estratègies de tractament i la integració de coneixements entre els neuròlegs clínics i els investigadors de laboratori mitjançant l'organització de reunions periòdiques i trobades de discussió que conten amb l'aportació dels més destacats especialistes del nostre país i de l'extranjer.

Dues de les inciatives més recents d'aquest grup de la SEN ha estat, per una banda, la confecció d'un programa de base de dades per ordinador capaç d'ajudar als neuròlegs clínics a tenir registre complet dels seus pacients la cual cosa facilitarà l'elaboració de conclusions i els treballs d'investigació i, per altre banda, mitjançant una enquesta massiva, l'elaboració d'un "Llibre Blanc" sobre la situació actual de l'atenció als pacients amb trastorns del moviment en general i al malalt parkinsonià en particular, en el context de les àrees d'atenció primària, els especialistes de zona i els centres hospitalaris, les seves conclusions ens permetran detectar i tenir un coneixement mès cabal de problemes que afecten directament als pacients, com el retràs de diagnòstic, la manca d'informació dels metges de capçalera o la dificultat d'accès als especialistes.

Una altra mostra de la importància que dona la SEN a la MP es troba en la institució en els darrers anys de la "Dècada del cervell" al millor treball publicat durant l'any sobre la MP. , respectant estrictament els criteris d'independència que han de mantenir aquestes institucions.

QUINA INFORMACIÓ CAL QUE DONI EL METGE AL PARKINSONIÀ?
Gurutz Linazasoro Cristóbal (I)

Informar als pacients sobre tots els aspectes de la malaltia de Parkinson és un de les principals funcions del neuròleg. Aquest procés requereix temps i a vegades no n'hi ha prou amb una sola consulta, però es pot anar aprofundint en el coneixement de la malaltia en successives visites.

A més, es requreix realisme i delicadesa: no en va, molts pacients recorden amb asombrosa precisió les paraules i la manera en que sel's va informar per primera vegada sobre la seva malaltia. Una adecuada informació és el primer pas del tractament ja que el pacient ben informat col·labora amb el neuròleg des del principi, entenent el que es pot esperar dels medicaments que se li indiquen.

En resum, la malaltia de Parkinson és un dels millors exemples en el que el deure d'informar del neuròleg i el dret a conéixer dels pacients pot produir imporants guanys.

COM S'HA D'ALIMENTAR EL PARKINSONIÀ?
Miguel Aguilar Barberà (I)

Menjar és una necessitat i un plaer. L'home és un ser de costums que acostuma a ser-li fidel als seus menjars. Pretendre modificar aquests hàbits, de profundes arrels culturals, suposa sempre un treball esforçat de convicció. Cal fer esmentar amb claretat els guanys si es vol facilitar o obtenir una bona cumplimentació.

El pacient parkinsonià és lent en la seva digestió, a vegades menja poc i perd pes, quasi sempre es preocupa i obsessiona per la lenta evacuació. Quan se li diagnostica i es tracta amb fàrmacs el seu aparell digestiu pot i acostuma a plantejar-li indecissió ja sigui per que el seu restrenyiment s'agreuja o be per que apareixen molèsties. Les nàusees i els vòmits són fàcils de controlar si associem a la levodopa la domperidona , si fraccionem la dosi o la berrejem amb el menjar. El restrenyiment pot ser indominable, exigeix un gra treball d'acomodament on l'abundància d'aigua, els requisits de les fibres (civada, pastanaga, bróculi, coliflor) juguen un paper funamental.

És important insistir en que els aliments ingerirts (la dieta) influeixen en el benefici obtingut amb el tractament farmacològic. En els estadis inicials de la malaltia el tipus de menjar i la seva distribució no té tant repercutiment. Si el diagnòstic no és erroni, amb poca quantitat de levodopa s'arriba al benefici desitjat. Malgrat tot, al progressar la malaltia i aparèixer les complicacions (fluctuacions) la modificació de la dieta adquireix un cert protagonisme ja que és un instrument relativament senzill de fer-ne ús que permet recuperar la desitjada milloria.

Es pot modular el buidament gàstric variant les característiques de les dietes. Si augmentem l'acidesa l'afavorim; si, contrariament, alcalinitzem el seu contingut, retrassem el procés. Les grasses i les proteines retrassen la digestió; aquestes darreres (en forma de carn, peix, ous, formatge, llet...)Són la font dels aminoàcids essencials. Els amioàcids neutres de cadena llarga s'absorveixen en la porció final de l'inestí prim utilitzant i competint amb avantatja amb el mecanisme de transport de la levodopa.

Als fulls de seguiment del pacient ja fluctuant, s'observa després del menjar, sobre tot del migdia, un empitjorament o manca de resposta a la levodopa. Els responsables de l'esdeveniment són els aminoàcidslícits competidors de la levodopa. La modificació de la dieta, personalitzada, equilibrada, amb "redistribució proteica" (en la que es distribueixen les proteines d'una manera racional) reservant-les per la nit. permet millorar.

Aquesta dieta cal ser entesa com un ajut per aprofitar al màxim el tractament farmacològic substitutiu. No ha de ser una condemna perpètua, amb dietes obligatòriament monotones i aburrides, si no tot el contrari cal que siguin menjars variats i mengívols, exigint a la cuina hores d'investigació i lectura.

Una dieta d'aquest tipus ha d'esser ben comentada, amb temps i claretat, recolzant-se en llibres i indicacions senzilles.

Es desitjable, a vegades, una mica de llibretat, donar permís en forma de "vacances puntuals de dietes", coincidint amb alguns dels apats familiars el que permet al pacient disfrutar millor de la festa i indirectament li recorda el benefici de la mateixa i la necessitat de mantenir-la.

L'educació precoç en el menjar és sempre d'utilitat en la malaltia de Parkinson. Els canvis en la dieta com a instrument terapèutic estan indicats quan apareixen fluctuacions. Aquesta dieta ofereix un benefici pràcticament segur i prolongat . S'obté fàcilment amb un esmorçar lleuger, un dinar sense proteines, un berenar / sopar en el que es recuperen les exquisiteses diurnes prohibides i una segon sopar complementari.

QUAN I COM COMENÇAR EL TRACTAMENT?
Juan José Ochoa (I)

El tractament de la malaltia de Parkinson es realitza amb dos tipus de medicaments, uns que intenten retrassar el procés de la malaltia (fàrmacs neuroprotectors) i uns altres que alivien o milloren els símptomes (fàrmacs símptomàtics).

Per això, el tractament hauria de ser immediat després del diagnòstic, amb un fàrmac neuroprotector (selegelina, per exemple), al que se li afegirà el tractament símptomàtic (levodopa i altres) quan apareix la incapacitat.

La levodopa és la base pel tractament símptomàtic, però ara sabem, després de més de 30 anys de fer-ne ús, que en el decurs de no massa temps els seus efectes duran cada cop menys després d'una presa (fluctuacions, "on-off"), i s'acompanya de moviments molt molestos (corea, distonia i altres).

Per tot això, la levodopa s'hauria de fer servir el més trad possible i estalviar les dosi elevades, cosa que podem aconseguir fent servir la resta de fàrmacs antiparkinsonians, en particular els agonistes dopaminèrgics (pergolida, per exemple).

Consecuentment en pacients relativament joves (per sota de 70 anys) i amb aquesta idea d'estalvi de levodopa, cal inciar el tractament simptomàtic de la malaltia amb agonistes i després afegir-li petites dosi de levodopa.

QUIN MEDICAMENT CAL QUE NO PRENGUI EL PARKINSONIÀ?
José Felix Martí Massó (I)

La llista de medicaments que pot agreujar els símptomes de la malaltia és molt llarga, i possiblement no hi són tots els que haurien de ser-hi.

Vosté tracti de recordar els següents principis:
1. Sempre que l'instaurin un medicament prolongat de qualsevol tipus, consulti al seu metge i l'avisa de que pateix Parkinson.
2. Els medicaments que més possibilitats tenen de que li empitjorin són:
- Pels vòmits i altres molèsties gàstriques (inclouen metoclopramida, cleboride, etc).

- Els medicaments pels vertigens i mareigs (sulpiride, cinaricina, flunarizina, fenotiazinas).
- Medicaments per dormir (associació de sulpiride amb benzodiacepines).
- Medicaments per trastorns depressius (flupentixol amb melitraceno, cal anar amb compte amb els inhibidors de la recaptació de serotonina).
- Alguns tranquilitzants (neurolèptics, sulpiride, etc).

3. Cal que els informi que hi ha medicaments per la tos , o per l'al·lèrgia o fins i tot per la menopausa que poden encobrir medicaments que empitjoren els símptomes de la malaltia de Parkinson; sóm molts els preparats comercialitzats amb neurolèptics encoberts. Recordi també llegir el prospecte. Sempre que tingui dubte consulti al seu metge.

COM S'ENSENYA LA MALALTIA DE PARKINSON A LA UNIVERSITAT?
Alfonso Casrto García (I)

Des de sempre sempre l'ensenyament de la neurologia a la Universitat va està i segueix estant a càrrec dels internistes, i per tant la malaltia de Parkinson, a la majoria de les Facultats de Medicina d'aquest país segueix sent explicada per ells mateixos.

Només cal dir que actualment hi ha molt pocs professors de Neurologia que donen aquesta disciplina. Concretament només hi ha sis Catedràtics i molts pocs més Professors Titulars de Neurologia.

És obvi que la malaltia de Parkinson està sent explicada en la majoria dels casos per professors que no tracten habitualment i no coneixen amb profunditat als pacients parkinsonians.

XX. Qualsevol temps futur serà millor.

Román Alberca Serrano (I)

Els qui depenen de la tècnica i la ciència saben que qualsevol temps futur serà millor. Quelcom tan proper com és la segona mitat de l'any 1997 portarà noves i importants opcions terapètiques per la malaltia de Parkinson.

Quatre noves medicacions estan esperant l'aprovació de l'Administració Federal Americana pels medicaments i alguna altra es troba en fase d'estudi.

Es tracten de dos inhibidors dels enzims que metabolitzen la dopa, i de tres nous agonistes dopaminèrgics. Dos d'ells estan ja pràcticament a disposició dels pacients en el nostre país. Cada una d'aquestes substàncies ofereix diferents avantatges, el que permetrà establir programes de tractaments individualitzats que minimitzin les variacions que la malaltia i les terapèutiques actuals produeixen durant tot el dia.

A més hi ha indicis de què alguns d'aquests medicaments, al contrari que la levodopa, poden tenir ús neuroprotector, és a dir, poden ser capaços de retrassar, la pérdua neuronal de la substància negra que és la base de la malaltia.

Respecte a les tècniques quirúrgiques, poc és poc dir que no sigui motiu d'esperança des d'ara mateix. Fa gairabé mig segle que es van començar a utilitzar les lesions talàmiques i palidals, però és ara quan es disposa de l'estimulació cerebral profunda. Aquesta motodologia permet desactivar els nuclis cerebrals sense necessitat de ser destruits.

Les seqüeles són menors i es respecten estructures que en un futur podran ser activades o desactivades per altres mitjans. Com que la tènica és menys leciva es pot fer servir per desactivar els nuclis nerviosos que juguen el paper principal,, però que era perillós lesionar-los i eren inaccessibles fins fa poc.

Els reslutats pràctics d'aquests tractaments quirúrgics seran immediats i els coneixements fisiopatològics obtinguts permetran predir que d'aquí a uns quans anys s'aconseguirà la inactivació d'aquest nuclis cel-lulars amb simple comprimit, en comptes d'haver de fer una intervenció quirúrgica.

El trasplantament neuronal està avui dia enfosquit per les tècniques més amunt assenyalades, però es troben en fase de progrés continu. En els casos indicats, especialment en joves, serà un tractament alternatiu de considerable importància. De fet, en alguns pacients s'ha millorat la marxa i la veu, i han recuperta la capacitat per desenvolupar les sactivitats de la vida diària fent una vida comunitària pràcticament normal.

El fet d'obtenir i implantar cèl-lules fetals causa molts problemes ètics i tot tipus. Les noves terapèutiques genètiques estalviaran aquests inconvenients i aconseguiran cél-lules capaces de produir dopamina, i susceptibles de ser trasplantades.

A més, la teràpia genètica es plantejarà implantar el gen directament a les cèl·lules cerebrals a través de certs vectors, el que estalviarà els inconvenients que sempre té la cirurgia.

No he volgut, ni molt menys, fantasiar i dejar correr la meva imaginació. Aquests i altres avenços estan , realment ja, quasi a tocar a les nostres mans. Però, mentre arriben, és precís, mirar serenament i amb esperança a aquest prometedor futur.

No puc saber amb certesa si, tal com diu Rafael González Maldonado (I), la il·lusió millora la substància negra. Però sí que estic segur de que és millor agonista dopaminèrgic.

XXI. Epíleg

SI BUSQUES LA VERITAT, PREPARA'T PER L'INESPERAT (I)

Arribem al final d'un llibre que no hauria d'acabar. Cada dia surten noves dades, nous fàrmacs, noves expectatives en aquesta malaltia. Un dia coneixerem la veritat de la malaltia de Parkinson, i pot ser que ens resulti inesperada, sorprenen.

En edicions properes (II) intentarè resumir i divulgar els avenços científics que es vagin produint. I vull afegir les opinions al respecte dels parkinsonians i dels seus familiars. Jo he après molt d'ells, directament i a través d'Internet. Qualsevol aportació pot resultar útil doncs, en una malaltia amb tants misteris per resoldre, la solució pot arribar per un camí insospitat.

Imaginació, fa falta molta imaginació per combatre la malaltia de Parkinson. Jo demano al lector la seva col·laboració: enviïm a la direcció electrònica abans esmentada de Parkinson que que pensi que pot ser interessant; i, fins i tot si ho creu oportú, crítiques o possibilitats de millora de successives edicions del llibre. Gràcies.

Peus de pàgina en Capítols

PRÒLEG (Peus de pàgina)

(i) Miquel Aguilar i Barberà és Cap de Servei de Neurologia de l'Hospital Mútua de Terrassa i coordinador del Grup d'Estudis de Trastorns de Moviments de la Societat Espanyola de Neurologia. Ell ha fet possible aquesta traducció al català. Gràcies, Miquel.

INTRODUCCIÓ (Peus de pàgina)

(i) Baltasar Gracián (1646): El discreto (XVIII: De la cultura y el aliño").

(ii) José Antonio Marina (1993): *Teoría de la inteligencia creadora*.

(iii) La frase completa, d'Heraclio, és molt més bella i la comento a l'Epileg; però, per favor, llegiu abans les pàgines del mig.

.

I. HISTÒRIES PER TREMOLAR (Peus de pàgina)

(i) Hipocrates (h.460-h. 377 a.C) i Galé (h.129-h.201), ambdós grecs, són les figures més representatives de la medicina antiga.

(ii) Sylvius de le Boe (1614-1672) té altres motius per ser famós: l'aqüeducte de Silvi (un canal que uneix el tercer i quart ventricles cerebrals) i la cissura de Silvi (el solc que separa els lòbuls temporal i frontal) fent honor al seu nom.

(i) François Boissier de Sauvages va ésser un dels pioners (s.XVIII) en sistematitzar les dades de l'observació clínica de malalts segons les regles de la taxonomia botànica: les malalties van començar a classificar-se com "especies morboses" de la mateixa manera que les plantes eren "espècies vegetals" . Aquesta concepció va arribar a ser clau per a l'avenç de la Medicina (Sydenham i altres: vegis més endavant).

(ii) En llatí "festinare" = accelerar i el terme "festinant" (accelerant) descriu la típica marxa d'aquest malalts que comencen a caminar, a passes petites, però cada cop més ràpids, sense poder parar (més endavant ho descriurem amb detall).

(iii) Hipomimia (de "hipo" = poca, i "mimia" = expressió facial, mímica), significa manca de mímica o d'expressió a la cara. Amimia fora manca absoluta de mímica.

(i) Sobre aquestes matèries va publicar diverses obres: "Esquemes d'Orictologia" i "Vestigis orgànics del mon primitiu" (un tractat sobre fòssils "del mon antediluvià").

(ii) El compendi de química es titulava "El llibre de butxaca químic" (o Memoranda chemica) i va tenir una bona acollida que va requerir vàries edicions.

(iii) "An essay on the shaking palsy", London 1817.

(iv) La "intuïció" és característica dels genis i, com diu el filòsof Marina (1993), permet a la intel·ligència caminar certament per camins incerts; l'home creatiu necessita menys informació que la resta de mortals per arribar a una conclusió.

(i) Premòrbid (de pre= abans de, i morbus = malaltia) és tot el que passa abans de que una malaltia es manifesti realment.

(ii) S'anomena tríada al conjunt de tres símptomes que passen a la mateixa vegada; en la malaltia de Parkinson la tríada "clàssica" és tremolor, rigidesa i hipocinèsia.

(iii) Jean-Martin Charcot (1825-1893), pare de la Neurologia clínica, va ser un gran mestre de l'Hospital de la Salpêtrière, un antic arsenal que va ser reconvertit i transformat en la primera clínica de malalties neurològiques; estimava tant als animals que havia renunciat a experimentar amb ells.

(iv) La "rigidesa" és un augment del to general que no es dedueix de la simple inspecció, és precís explorar al malalt, mobilitzant passivament una extremitat.

(i) En l'acinèsia (del grec, a - absència, i cinèsia - moviment) . Hi ha una manca de mobilitat però no hi ha paràlisi o debilitat muscular real. Quan el dèficit de moviment no és complet (lo habitual) és més correcte és dir-ne hipocinèsia ("poc moviment").

(i) Dic aparentment, per què, fins i tot quan desbarren, els genis (com els poetes) tenen percepcions de la realitat ocultes als altres mortals i que podrien ser aprofitades "d'altra forma" : vegis més endavant, "Un viatge en tractor", subapartat del capítol XVI sobre "Tractaments curiosos, dubtosos i heterodoxes".

(ii) No s'ha de confondre amb "substància gris", terme que es refereix a l'escorça cerebral i altres zones en les que es situen preferentment els cossos de les neurones, en oposició a la "substància blanca", que s'assigna als llocs travessats funamentalment per les axones o prolongacions llargues d'aquestes cèl·lules.

(i) Els termes demència i dement s'utilitzen vulgarment per indicar que algú pateix algun tipus de bogeria. Però en Neurologia, demència no significa bogeria, sinó el deteriorament d'una capacitat intel·lectual prèviament adquirida; és a dir, una persona es demència, quan perd una quantitat suficient de la capacitat intel·lectual que abans tenia: memòria, concentració atenció, càlcul o d'altres funcions intel·lectives. En aquest llibre, sempre apliquem aquest significat "neurològica" de demència.

II. QUÈ ÉS LA MALALTIA DE PARKINSON (Peus de pàgina)

(i) Hipocinèsia: del grec "hipos" (poc, escàs) i "cinètics" (moviments): símptoma que consisteix en que disminueix la mobilitat del subjecte. Si l'hipocinèsia és molt intensa es parla d"acinèsia" (absència de moviment).

(ii) La malaltia de Parkinson és la que va descriure el famós metge angles; els "parkinsonismes" (o síndromes parkinsonians) són altres processos patològics en els que els símptomes s'assemblen als de la malaltia de Parkinson (vegi's més endavant).

(iii) No s'ha de confondre "substància nigra" (substància negre), el petit nucli que es lesiona a la malaltia de Parkinson, amb la substància gris (on s'acumulen el cos i les dendrites de les neurones) i substància blanca (formada per la unió de les axones).

(iv) La dopamina és una substància química que utilitzen algunes neurones per connectar-se entre elles. En persones normals, les neurones de la substància nigra emeten unes llargues prolongacions (axones) per connectar-se amb els nuclis estriats i ho fan utilitzant la dopamina.

(i) Òbviament, totes les persones que pateixen la malaltia de Parkinson presenten una síndrome parkinsonià. Però molts subjectes que tenen una síndrome parkinsonià no tenen, ni tindran mai, la malaltia de Parkinson.

(ii) Es denomina "marcadors" d'una malaltia als signes o dades que els caracteritzen, siguin anatòmics, bioquímics, radiològics o d'altre índole.

(iii) Cal tenir en compte, però, que el 10% de les persones de més de 60 anys tenen cossos de Lewy, encara que no presentin la malaltia.

III. ¿QUI SÓN ELS QUE PATEIXEN LA MALALTIA DE PARKINSON? (Peus de pàgina)

(i) El que sap bastant d'epidemiologia és el meu amic Jesús Acosta. En el capítol 19 parla d'aquest tema amb més criteri, i amb experiència directa; si el lector troba alguna contradicció entre el que un i altre diem, l'equivocat sóc jo.

(II) Incidència és el número de casos nous d'una malaltia que apareixen cada any. Prevalença d'una malaltia és el número de pacients que hi ha en un moment donat en una zona determinada. Habitualment es parla per cada 1.000 o 100.000 habitants.

(III) Les estadístiques varien segons els autors i grups ètnics analitzats; habitualment es dona una prevalença entre 84 i 270 per cent mil habitants 171.

(i) La nicotina actua en quasi qualsevol sistema fisiològic corporal: s'uneix als receptors nicotínics tant en sistema nerviós central com en el sistema nerviós autònom; reforça la neurotransmissió dopaminèrgica central; facilita determinats "performances", segons alguns a través d'un augment de "l'arousal". També s'ha descrit, encara que amb algunes deficiències metodològiques, millores d'atenció, aprenentatge, temps de reacció i resolució de problemes.

(i) Aprofito per fer proselitisme d'una de les meves afeccions, navegar per l'internet. En la famosa ret cibernètica es troba informació sobre tot l'imaginable; des de Jason i els argonautes, cap navegació ha sigut més fructífera ("virtualment" clar).

(i) L'Hospital era el Santa Clara Valley Medical Center, la data exacta, 16 de juliol de 1982, el pacient, de 42 anys, es deia John i el va atendre el Dr. J.W.Langston.

(ii) Els detalls de la història els ha obtingut de l'interessant llibre de Sue Dauphin "Parkinson's disease: the mistery, the search and the promise" (1992).

IV. ELS SÍMPTOMES PRINCIPALS (Peus de pàgina)

(i) Tríade significa conjunt de tres símptomes. La tríade "clàssica" (o tradicional) de la malaltia de Parkinson és la tremolor, la rigidesa i la hipocinèsia.

(ii) Com tothom sap, en la famosa novel·la de Dumas, els tres mosqueters eren quatre; el mateix passa amb els símptomes clàssics de la malaltia de Parkinson.

(iii) Tétrada significa conjunt de quatre símptomes, els més característics d'una malaltia. En la de Parkinson, la tètrada queda ja integrada en la tremolor, la rigidesa, la hipocinèsia i l'alteració de reflexes posturals.

(i) La millor prevenció pels moviments corèics en el parkinsonisme és l'ús correcte de la medicació.

(i) S'anomena propulsió i retropropulsió a la tendència que té el pacient a anar a caure cap endavant, o cap endarrera, respectivament.

(ii) Una plèiade és un grup o cúmul de persones o coses (en aquest cas símptomes) que surten al mateix temps. En la mitologia grega, les Plèiades eren les set companyes d'Artemisa; quan Orió les perseguia (amb intencions amoroses) varen demanar ajut als deus per què les transformés en coloms i varen posar les seves imatges entre les estrelles. En astronomia, les Plèiades són un grup nombrós d'estrelles que formen una mena de núvol en la constel·lació de Taure.

(i) El terme festinant prové del llatí "festinare" que significa accelerament, precipitació. Descriu molt apropiadament l'acceleració o la precipitació involuntària que caracteritza la marxa en la malaltia de Parkinson o el parkinsonisme postencefalític.

(ii) Al caminar, el tronc s'inclina cap endavant, i no es produeix el braceig durant la marxa. Les extremitats inferiors estan rígides i doblegades a nivell dels genolls i malucs.

(iii) La marxa "à pétit pas" és una de les maneres de caminar "amb passos petits o curts" que és típica de la malaltia de Parkinson.

(i) No només els científics, sinó també els poetes, filòsofs o la saviesa popular han coincidit en relacionar la forma de caminar d'una persona amb el seu caràcter. Podem citar com a exemple a Baltasar Gracián:...(se les reconoce a las personas) en el mismo andar, que en las huellas suele estamparse el corazón" (El discreto, 1646).

(i) Com els nuclis es controles o "vigilen" uns als altres, el títol fa al·lusió a la famosa frase "Sed qui custodiet ipsos custodes" (Pero ¿quién vigila a los vigilantes?) (Juvenal 6, 347).

(ii) Hi ha un circuit bàsic, autoestimulant, entre l'escorça rolàndica, la via piramidal i el nucli ventrolateral del tàlem. L'acció del nucli ventrolateral està controlada per les projeccions del palladium i de la substància nigra; i sobre aquests exerceix la seva acció reguladora el neoestriat i l'escorça premotora.

(i) La corea és una malaltia que, a diferència de la de Parkinson, es caracteritza per un excés de moviments, habitualment en la cara i les extremitats. En ocasions dona la sensació de que aquests malalts estan ballant ; precisament, "corea" significa ball en grec.

(ii) Discinèsia (del grec dis - alterat - i kinetos - moviment -), en el sentit etimològic, significarà qualsevol moviment alterat. En Neurologia s'aplica, en sentit lat, per designar moviments excessius o alterats, la majoria d'ells són motivats per l'ús de levodopa durant anys.

216

V. MENT I PERSONALITAT DEL PARKINSONIÀ (Peus de pàgina)

(i) Bradifrènia també ve del grec: bradi - lenta i - frenos - mente.

(ii) A vegades no es relaciona la bradicinèsia (lentitud de moviments) i la bradifrènia (lentitud de pensament), pel que s'ha pensat que aquestes funcions han de dependre de circuits neuronals diferents 205. Però per regle general, acostuma a haver-hi una relació entre l'estat mental i l'estat motor: en parkinsonians de llarga evolució, en els que hi ha oscil·lacions en la seva capacitat motora, s'ha vist que durant les fases "off" (quan es troben "parats") les funcions cognitives empitjoren 40 . I, segons demostren certes proves neurofisiològiques 67, les alteracions mentals tornen a millorar després de donar levodopa.

(i) Els nuclis grisos (també anomenats ganglis de la base) són estructures de substància gris (formats per tant per acumulació de cossos i dendrites de neurones) que es situen en el centre o base del cervell. La seva funció principal es coordinar els moviments, i estableixen àmplies connexions amb l'escorça cerebral (sobre tot amb el lòbul frontal).

(ii) Les alteracions de comportament en les malalties dels ganglis de la base recorden molt a les que s'observen en tumors o altres lesions del lòbul frontal. Això és comprensible si tenim en compte que, com abans hem dit, hi ha una gran quantitat de connexions entre el lòbul frontal i els ganglis de la base.

(i) La depressió de la malaltia de Parkinson té dues modalitats característiques de presentar-se: a) episodis repetits de depressió diürna, coincidint amb les fases "off" 177. b) Depressió-agitació amb atacs de pànic, algunes vegades també amb fluctuacions diürnes.

(i) Hi ha un problema molt freqüent i de fàcil solució: els ansiolítics (i altres medicaments) produeixen incoordinació en molta gen gran, sobre tot durant la marxa: els familiars, i fins i tot el metge diuen que el pacient camina malament per què està pitjor del Parkinson, o per manca "d'irrigació cerebral". N'hi ha prou amb disminuir o treure el tranquil·litzant i es soluciona.

(i) Per destacar que la nit dispara la fantasia dels parkinsonians (i dels sans) el títol copia versos de Lope de Vega: "Noche, fabricadora de embelecos, loca, imaginiativa, quimerista..." 164

(ii) El més potent que pot utilitzar-se sense tenir por d'empitjorar la malaltia de Parkinson és la clozapina que, en molts casos, resulta ser eficaç fins i tot a dosi baixes 68, 204 encara , des de fa molt poc, disposem en el nostre pais d'un derivat millorat, l'olanzapina..

(i) "Cançons d'amor i d'odi" (Songs of love and hate) és el disc més punyent de Leonard Cohen 59 . Aquí mostra les seves interioritats emocionals d'una manera obscura, angosta , quasi asfixiant, plagat d'imatges evocadores de sentiments nus 1

(ii) La complexitat de l'amor - passió s'il·lustra en el conegut poema de Lope de Vega: "Desmaiar-se, atrevir-se, estar furiós, / àspra, tendre, lliberal, esquiu / alentat, mortal, difunt, viu,/ lleial, traïdor, covard i animós/.../ donar la vida i l'ànima a un desengany: /això és l'amor; qui l'ha provat ho sap. (Batlló 1987).

(i) El terme anhedònic, com quasi tots, vé del grec: an - (alfa privativa) i hedon (plaer). Significa que no yé tendència al plaer; és al contrari del que proclamen les diverses filosofies hedonistes.

(ii) "El laberinto sentimental" és el títol d'un llibre imprescindible en aquest camp (Marina 1996) 166

VI. SEXE, SON I ALTRES SÍMPTOMES (Peus de pàgina)

(i) Les conseqüències d'aquesta i altres situacions nocturnes les comenta Blas Morales en el capítol XIX, davant la pregunta ¿Como pasa las noches el parkinsoniano?. Per descriure la tensió ambiental la seva sapiència neurològica pren deixats elements literaris de Poe i d'altres escriptors.

(i) S'anomena iatrogènia (del grec, yatros - metge, medicament - y genia - produit per) als efectes generalment nocius, produits per l'acció del medicament o dels medicaments.

(ii) Alfametildopa, reserpina, clonidina, betabloquejadors, diurètics.

(iii) Neurolèptics, liti, tricíclics, serotoninèrgics, sedants, tetrabenacina.

(iv) Dispareunia (del grec, dys - alterado - y paurenia - coit -) significa que el coit està alterat, generalment pel dolor.

(i) Aquestes diferències han quedat clarament demostrades en un treball recent (van Hilter et al 1993), amb 90 parkinsonians (no depressius) i 71 controls sans. Els trastorns de la son han sigut més nombroso en els parkinsonians i es relacionen principalmetn amb l'edat, nicturia, dolor, rigidesa i dificultats per moure's del llit. Els somnis estaven més alterats en els parkinsonians. Entre els parkinsonians, els despertars i els somnis alterats eren més freqüents entre les dones que entre els homes.

(ii) La son REM és la fase en que es somnia i això coincideix amb moviments oculars ràpids (REM són les sigles ingleses de Rapid Eyes Movements).

(i) La levodopa és una feniletilamina que potencialment té efectes de tipus anfetamínic, suprimint més selectivamemnt la son REM.

(i) En el capítul 9 ("Un farmacèutic surtit i amable") surt una descripció més detallada dels fàrmacs utilitzats per l'insomini en els parkinsonians.

(i) Explicarè d'una manera breu , i pot ser per això, massa simple: el sistema neurovegetatiu és un component del sistema nerviós relativament independent ("autònom") i d'ell depenen moltes funcions involuntàries, automàtiques. Té una part "simpàtica" (del grec syn - que significa "con" y pathos - emoció -) que s'activa durant els estats emocionals (ira, por, alerta, fugida). L'altre part, "parasimpàtica" s'associa més amb situacions de tranquilitat, relaxament, digestió o descans.

(i) PARKINSN: Parkinson's Disease - Information Ex-change Network "<PARKINSN LISTSERV. UTORON-TO.CA>

VII. EL DIAGNÒSTIC (Peus de pàgina)

(I) Això mateix feia el fotògraf que feia servir el Dr. Codina pels seus pacients (veure cap. XIX).

(ii) Diem neuroimatge a qualsevol dels mètodes que permeten obtenir una imatge del sistema nerviós; els més emprats són el TAC (tomografia axial computerizada) i la RMN (ressonància magnètica nuclear).

(i) Hemiparèsia (d'hemi - mitat, i paresia , debilitat) significa debilitat en la mitat del cos, habitualment evident en el braç i cama (membres superiors i inferiors) del mateix costat.

(ii) Com ja es coneix, la mitat dreta del cervell (hemisferi cerebral dret) controla el moviment i recull la sensibilitat del llaç esquerra del cos, i a l'inrevés. Això passa per l'encreuement de fibres nervioses que es produeix en el tronc encefàlic.

(i) Fahn (1991) defineix la tremolor com oscilacions involuntàries de qualsevol part del cos respecte a qualsevol pla, la qual la seva freqüència i amplitut poden ser regulars o irregulars i que són el resultat de l'acció alternant o sincrònica de grups musculars i els seus antagonistes. Més senzill i operativa és la descripció d'Elble i Koller (1990): tremolor és qualsevol moviment involuntari aproximadament rítmic i groserament sinusoidal.

(i) Fa poc s'ha desenvolupat un sistema de cromatografia líquida amb múltiples detectors electroquímics capaços de quantificar de 20 a 30 substàncies neuroquímiques de LCR (o algun altre mitjà) en 20-25 minuts 124.

(ii) Dels ganglis de la base cerebral (tan importants en el moviment), el putamen és el més extern. Precisament, en llatí putamen significa escorça o pell; el que està més a fora.

VIII. COM EVOLUCIONA LA MALALTIA? (Peus de pàgina)

(i) Proteica significa variat, que té moltes facetes i aspectes. És un terme molt usat en Medicina, però que pertany al llenguatge comú. Ve de Proteo, deu marí que va simbolitzar la versatilitat per la seva capacitat de metamorfejar-se a voluntat 207 , com en el passatge en que, per intentar escapar de Menelao, es transforma successivament en lleó, serp, pantera, porc singlà, aigua corrent i arbre espès 104 .

(ii) "So slight and nearly imperceptible are the first inroads of this malady, and so extremely slow is its progress, that it rarely happens, that the patient can dorm any recollection of the precise period of its commencement" (Parkinson 1817).

(i) Les diverses escales de valoració poden trobar-se en molts llibres sobre el tema (per exemple en Alberca et al 1996). En el nostre pais, un dels millors especialistes en escales és Pablo Martínez Martín, i hi ha una monografia de Santiago Giménez Roldán 89 sobre valoració de diversos trastorns del moviment, incluida la malaltia de Parkinson.

(i) Els resultats exactes, pel primer estudi són: parkinsonians 77 anys (77.29.± 1.92) si són homes i 79 (79.11 ± 2.47) si són dones, mentre que la població general viuria, respectivament 80.69 i 84.37 anys). En el segon treball els resultats són similars : els afectats per la malaltia de Parkinson van morir als 77.6 anys i els "sans" als 83.5.

IX. UN NEURÒLEG ESTRATEGA (Peus de pàgina)

(i) Per aprofundir en el tractament de la malaltia de Parkinson, poden consultar-se, en espanyol, vàries monografies: Alberca R i Ochoa JJ (1995, Alberca R, González Maldonado R i Ochoa JJ (1996) i Obeso JA, Tolosa E i Grandas F (de propera aparició).

(ii) Epicteto, filòsof estoic del segle I, va ser esclau d'Epafrodito i després alliberat per Neró. No he llegit ni el Enquiridión ni los Coloquios (llibres en que el seu dexeple Arriano resumeix els seus ensenyaments orals) per la qual cosa la cita és deixada: encapçala el capítol de trastorns auditius a la obra clàssica Scientific Foundations of Neurology (Critchley McD et al 1972).

X. UN FARMACÈUTIC BEN ASSURTIT (Peus de pàgina)

(i) El concepte de "barrera" hematoencefàlica significa que hi ha un dispositiu que fa de filtre entre la sang (hematos) i el cervell o encefal (encefals) ique impeixen el pas d'algunes substàncies (com la dopamina) encara que permet que en sin altres.

(i) Pocs metges o pacients coneixen la curiosa etimologia del Sinemet. Ve de les paraules llatines sin (sense) i emetare (vomitar) = que produeix vòmits.

(ii) Aquí és on sorgeix l'equivocació, difícil d'entendre per alguns pacients: per alleugerir els seus problemes motors, un Sinemet Plus té menys de la meitat de potència que un Sinemet "normal" (el "Plus" fa referència a la proporció de l'inhibidor, i en la meva opinió, podria haver-se buscat una denominació que no portés a la confusió.

(i) Tarda, en llatí, significa lenta o retardada.

(i) En el cas del Sinemet, les presentacions "Retard" són també de proporció 1:4 (25/100 i 50/200). En conjunt apareixen sempre vàries combinacions amb denominacions poc afortunades, que compliquen una mica a l'inexpert, però que poden resultar molt útils segons l'efecte que es busca: Sinemet Plus Retard 25/100, Sinemet Retard 50/200 Sinemet 25/250, Sinemet Plus 25/100.

(ii) Praecox, en llatí, significa ràpid o massa ràpid.

(i) Ho vaig aprendre fa molt poc a l'Internet, gràcies a un actiu membre del fòrum de Parkinson de Toronto: Brian Collins <bjc @GLOBALNET.CO.UK>To: Multiple recipients of list PARKINSN<PARKINSN@ LISTSERV.UTORONTO.CA>09/11/96.

(i) Agonistes vol dir que fa la mateixa acció que un altre (antagonistes seria el contrari). Els agonistes dopaminèrgics són substàncies que realitzen accions semblants a les que realitza la dopamina; actuen sobre determinats receptors de les neurones que tenen certes diferències entre sí i que es diuen D1,D2,D3, D4 i D5. Els agonistes dopaminèrgics més eficaços contra els símptomes parkinsonians són els que actuen sobre receptors sobre receptors D2, però els altres receptors també tenen funcions importants encara no ben conegudes.

(ii) La bromocriptina és agonista D2 i antagonista D1.

(iii) La "vida mitja plasmàtica" es relaciona amb el temps que una substància està en el plasma, des de que és absorbida (per l'intestí o un altre via) fins que és eliminada (pel ronyó, fetge o altres mitjans).

(i) J. A. Obeso en Pamplona va ésser pioner en aquest camp.

(i) Tothom sap que el títol fa referència a la famosa "Crítica de la razón pura" (Kritik der reinen Vernunft, 1787) de Kant.

(i) En "Las afinidades electivas" (Die Wahlverwansdtsschaften, 1809) Goethe 91 es pregunta si en el món de la passió hi ha atraccions "electives" com les que regeixen la travada de certs elements químics.

(i) Pot retrassar la mort de les cèl·lules de la substància nigra disminuint el metabolisme oxidant de la dopamina i, per tant, inhibint la producció de radicals lliures; també sembla activar la transmissió dopaminèrgica activant els mecanismes tròfics 198.

(ii) Augmenta l'alliberament de dopamina i, possiblement, bloqueja la recaptació de dopamina a les terminals presinàptiques.

(i) Antiemètics són els fàrmacs que s'utilitzen contra les nàusees i els vòmits, però cal tenir cura amb ells en aquests pacients doncs molts agreugen el seu parkinsonisme pel seu efecte antidopaminic. El domperidone (Motilium) és útil per què no arriba al cervell i pot fer-se servir amb seguretat.

(i) Alguns fan servir la toxina botulínica pels tremolors extrems, però també pot ser necessària en parkinsonians que pateixen doloroses distonies del peu en fase "off".

XI. UN BON METGE GENERAL (Peus de pàgina)

(i) Hi ha metges molt ben preparats, que només tenen coneixements tècnics (La Techné grega) i més caldria que es diguessin tècnics en Medicina. El seny i la perícia d'un bon metge no s'aprèn en les revistes especialitzades ni en el "Medline"; exigeix una gran dosi d'humanisme i està més propera a l'art (l'Ars latina). Jo vaig tenir l'oportunitat de conèixer-la amb el meu pare, un metge molt savi de poble que sempre es posa de la banda del malalt, aquell senyor que ve per què li resolguem el problema.

XII. TRES REHABILITADORS (Peus de pàgina)

(i) Agafo el titol de l'obra de Miguel de Unamuno[241]: *Del sentimiento trágico de la vida en los hombres y en los pueblos*.

XIII. PROBLEMES CONCRETS I SOLUCIONS (Peus de pàgina)

(i) Aquí resumeixo un dels capítols del llibre que vàrem editar R. Alberca, JJ Ochoa i jo, canviant una mica l'estil, per tal d'adaptar-lo a la divulgació pretesa.

(i) Hipersialorrea ve del grec (hiper = molt, sialos = saliva, rea = fluir) i significa excés de producció de saliva. Es conseqüència del trastorn de la motilitat faringo-esofàgica, però el que no queda tan clar és el mecanisme: és que no són capaços d'iniciar la deglució conscientment? o és que han perdut l'automatisme "inconscient" d'empassar? 234.

(ii) Un pacient que, des del principi , presenta trastorns de deglució importants, obliga en principi a descartar un parkinsonisme "plus" 160.

(i) El que sí que sabem és que intervenen vies dopaminèrgiques diencefàliques i que el protagonisme correspon a l'hipotàlam: si es lesiona la seva part mitjana apareix hiperfàgia, si s'afecta la zona mitjana tenim afàsia o anorèxia.

(ii) Altres, contràriament, han descrit pacients que, durant setmanes, van tenir moltíssima gana; aquesta "bulímia" (que, al cap i a la fi ve donada d'un altre tipus de dany talàmic) va desaparèixer després de prendre levodopa 211.

(i) Contràriament, en alguns pacients sense discinèsies, la suor és precisament més intensa quan el pacient es troba en fase "off", i la levodopa i els agonistes, al reduir les fluctuacions, disminueixen l'hiperhidrosi 93.

(l) Tremòrica vol dir tremolosa (del llatí tremor=tremolor). En la malaltia de Parkinson hi ha algunes variants o maneres clíniques de "tremòriques", en les que predomina la tremolor mentre que hi ha poca alteració de la mobilitat i del to.

XIV. DIETA I RECEPTES DE CUINA (Peus de pàgina)

(i) Parkinson's Disease - Information Exchange Network 1996.

(ii) Left Bank, 507 Magnolia Street , Larkspur; (415) 927-3331. Obra cada dia

XV. EMERGÈNCIES I SITUACIONS ESPECIALS (Peus de pàgina)

(i) Veure apartat dedicat a "crisi acinètiques greus".

XVI. TRACTAMENTS CURIOSOS, DUBTOSOS I HETERODOXES (Peus de pàgina)

(i) Alguns estudis experimentals analitzen precisament els canvis bioquímics produïts a nivell de receptors de dopamina en rates parkinsonitzades amb MPTP i sotmesos a electroshock 227.

(ii) A més, experimentalment s'ha comprovat que la nicotina en infusió crònica té un efecte neuroprotector de sistemes dopaminèrgics nigroestriatals prèviament lesionats 136.

(i) L'aplicació magnètica produeix també canvis bioquímics i electroencefalogràfics (augment d'activitat alfa i beta), suposadament actuant sobre la glàndula pineal (Sandyk i Derpapas 1993a, Sandyk i Derpapas 1993b).

(ii) Encara més espectacular és la descripció (Sandyk 1994) d'un parkinsonià sense tractament dopaminèrgic que, després de l'exposició a camps electromagnètics va passar de l'estadio III (de Hoehn i Yahr) al I, en questió de setmanes. Sembla excessiu l'optimisme d'aquestes publicacions, però caldrà tenir en compte aquesta possibilitat terapèutica.

(i) *Carpe Diem*: Agafa el dia d'avui (és a dir, gaudeix del present). Aquestes dues paraules d'Horacio són les que quasi tots citen quan insisteixen en fruir del moment. Però no mutilem el bell text (Odes 1, 11, 7): Dum loquimur fugerit invida aetas: carpe diem , quam minimum credula postero (Mentre parlem, fuig, envejós, el temps; agafa el dia d'avui i no confiïs en el demà).

(i) Tant en medicina com en el llenguatge comú es fa servir "panacea" per referir-se a quelcom capaç de curar o arreglar-ho tot. Som menys els que sabem que la paraula Panacea, filla d'Escolapi (deu de la Medicina) que acompanyava al seu pare amb una caixa plena de tots els remeis necessaris per practicar l'art de la curació.

(i) Goethe posa en boca de Metistófeles la preciosa cita: "Grau, teurer Freund, ist alle Theorie. Und grün des Lebens goldner Baum". Per cert, un repte a la memòria del lector culte: dels dos "Fausto" (el de Marlowe, el de Goethe) a un es condemna i a l'altra es salva, quin dels dos cau i quin evita l'infern?.

(i) Es tracta d'un assaig que es va titular "Virginibus puerisque" (també li agradava el llatí a RL Stevenson) i diu, textualment: "Aquest senzill accident d'enamorar-se és tan convenient com sorprenent. Para l'acció petrificadora dels anys; refuig les fredes i cíniques conclusions i desperta sensibilitats adormides".

(i) La "chaise trépidante" és el famós invent que Charcot va dissenyar imitant el traqueteig del tren, com a tractament de parkinsonians (vegi's el capítol 1er).

222

(i) Norman Cousin. Anatomy of an Illness. International Conference on Humor. (Referències obtingudes per Internet).

XVII. CIRURGIA SI, CIRURGIA NO (Peus de pàgina)

(i) Baltasar Gracián (Obres completes. Aguilar, Madrid 1967).

(ii) L'estriat és un conjunt de nuclis grisos de la base cerebral que intervenen en la coordinació motora. A l'estriat hi van la majoria de les dopaminèrgiques que surten de la substància nigra i que dita lesió és la base de la malaltia de Parkinson.

(iii) Les glàndules suprarrenals, com el seu propi nom indica, estan situades sobre els ronyons. En l'embrió eren teixit nerviós que va emigrar, per això segreguen substàncies com l'adrenalina (el seu principal producte) o la dopamina.

(i) En la part ventroposterolateral del segment intern del pàl-lid.

XVIII. PARLEN ELS PACIENTS (Peus de pàgina)

(i) En angles, l'obra clàssica és la de Duvoisin y Sage (una magnífica enciclopèdia divulgativa de la malaltia). Hi ha altres llibres de lectura més assequibles, entre els que cal destacar el de Sue Dauphin (Parkinson's disease: the mistery, the search and the promise").

(ii) La frase és d'Horacio (Epistoles 1, 2, 40), però tots els clàssics el recolzen.

XIX. PARLEN ELS METGES (Peus de pàgina)

(i) Molts neuròlegs són experts en la malaltia de Parkinson. Col·laboren aquí aquells que estan més apropats a mi per diferents raons. Hi ha algunes absències importants, fins i tot entre els més propers, per causes variades, per qüestions d'espai i per la necessitat de tancar l'edició.

(ii) Jesús Acosta Varo és Cap de Servei de Neurologia de l'Hospital "Porta del Mar" de Cadis. Va realitzar el primer estudi epidemiològic a Espanya sobre la malaltia de Parkinson el qual va tenir una gran difusió internacional 2.

(i) Allà embarcaven cap a la metròpoli romana el famós i únic "Garum" obtingut de les tonyines de la zona".

(i) Les xifres potser cansen, però ens donen la mesura de la magnitud sociosanitària d'aquest tipus de pacients, les seves repercussions econòmiques, socials, laborals, etc. i per tant, de la gran transcendència derivada de les possibilitats terapèutiques actuals.

(ii) Conèixer Cadis, és poder submergir-se en un oceà tebi ple d'història. És beure directament de fonts que van des de la mitologia a l'esplendor del XVIII. Tot això amanit amb un clima privilegiat.

(iii) Agustí Codina Puiggròs, és Cap de Servei de Neurologia de l'Hospital Vall d'Hebron de Barcelona i Professor titular de Neurologia. La seva formació a la clàssica escola francesa va determinar la seva inclinació a la semiologia en la que és un expert molt reconegut. És editor d'un Tractat de Neurologia 57, fonamentalment per a l'ensenyament pre i postgraduat.

(i) Francisco Javier Grandas Pérez és neuròleg expert en la malaltia de Parkinson de l'Hospital General "Gregorio Marañón" de Madrid. Malgrat la seva joventut, és un destacat expert en fisiopatologia i en altres camps de malaltia de Parkinson.

(i) Justo García de Yébenes és el Cap de Servei de Neurologia de la Clínica de la Concepción de Madrid. Probablement és el neuròleg amb més experiència en neurociències bàsiques i un expert internacionalment reconegut en genètica dels trastorns del moviment.

(i) Santiago Giménez Rolda, és el Cap de Servei de Neurologia de l'hospital General Gregorio Marañón de Madrid. El seu ull clínic, la seva originalitat i la seva alta erudició el fan ser un temible rival en qualsevol discussió neurològica.

(i) Juan Andrés Burguera Hernández és Coordinador de la Unitat de Moviments Anormals de l'Hospital La Fe, de València. Es dedica, entre moltes altres coses, a Neurogeriatria i als problemes relacionats amb l'envelliment.

(i) Eduardo Varela de Seijas, format professionalment a França i Alemanya , va ser un dels pioners de la reconeguda Escola de Madrid, i ha prolongat el seu prestigi en el seu Servei de Neurologia de l'Hospital Clínic de Madrid, i com a Professor Titular de Neurologia.

(i) Blas Morales Gordo va rebre una formació molt sòlida en patologia extrapiramidal amb els Professors Varela i García de Yébenes. Des de fa cinc anys és coordinador de la Unitat de Moviments Anormals de l'Hospital Clínic de Granada; durant aquest temps hem discutit o comentat nombrosos aspectes de la malaltia de Parkinson, uns cops amb "base científica" i altres com "hipòtesi gratuïtes". Part d'aquests comentaris il·lustren aquest llibre.

(i) José Rafael Chacón Peña, és Cap de la Unitat de Trastorns del Moviment de l'Hospital Clínic "Virgen de la Macarena" de Sevilla, la més prestigiosa i activa d'Andalusia. En aquesta comunitat, ell va ser el primer de fer una aposta per aquesta subespecialitat. A part de la seva dilatada labor investigadora, ha ocupat nombrosos càrrecs administratius a la Societat Española de Neurología.

(i) Hugo René Beltrán Beltrán és coordinador de la Unitat de Moviments anormals de l'Hospital "Carlos Haya" de Màlaga. És essencialment un bon clínic i la seva dilatada experiència tant en la sanitat pública com en la privada el fan idoni per respondre a la pregunta que se li fa.

(i) Luis Javier López del Val és Director de la Unitat de Moviments Anormals, en el Servei de Neurologia de l'Hospital Clínic Universitari de Zaragoza. És referent obligat en aquesta regió i un dels neuròlegs que més ha intervingut en assatjos clínics.

(i) Jaume Kulisevsky és Cap de Secció i responsable de la Unitat de Trastorns dels Moviments en el Servei de Neurología de l'Hospital de Sant Pau (Barcelona). Ha irromput amb força en el Grup de Trastorns del Moviemnt de la Societat Espanyola de Neurologia.

 (i) Gurutz Linazasoro Cristóbal porta la Unitat de Trastorns del Moviemnt a la Clínica Quirón de Sant Sebastián acreditada entitat privada, pionera en el tractament quirúrgic de la malaltia de Parkinson.

(i) Miguel Aguilar Barbera és Cap de Servei de Neurologia de l'Hospital Mútua de Terrassa i coordinador del Grup d'Estudis de Trastorns de Moviments de la Societat Espanyola de Neurologia. Té una gran experiència en nutrició i malaltia de Parkinson, i va ser pioné en l'aplicació de la dieta de redistribució proteica.

(i) Juan José Ochoa Amor és el Cap de Servei de Neurologia de l'Hospital Reina Sofia de Còrdova i Professor Associat del Departament de Medicina. Ha publicat numbroses publicacions sobre trastorns del moviment i es reconeix el seu coneixement teòric i la seva experiència pràctica sobre estratègies d'ús de fàrmacs antiparkinsonians.

(i) José Felix Martí Massó és el Cap de Servei de Neurologia de l'Hospital Aranzazu de Sant Sebastià, i Professor Titular de Neurologia de la Universitat del País Vasc. És el nostre millor expert en alteracions neurològiques induides per fàrmacs. Inquiet editor, acaba de publicar una Guia de Neurologia molt completa amb informacions per pacients i familiars.

(i) Alfonso Castro és Coordinador de la Unitat de Moviments Anormals de l'Hospital Clínic de Santiago de Compostela, i Professor Titular de Neurologia en aquesta Universitat. És un dels neuròlegs que té experiència directa, extensa i intensa en la docència pregraduada de la nostra especialitat.

XX. QUALSEVOL TEMPS FUTUR SERÀ MILLOR (Peus de pàgina)

(i) Román Alberca Serrano va porta la neurologia a Andalusia, i el seu Servei, a l'Hospital Virgen del Rocío va ser primer l'únic i després el més prestigiós de la comunitat, on s'hi han format la majoria dels especialistes que avui dia ocupan llocs rellevants a la regió. Reconegut internacionacionalment, a nivell nacional com a neuròleg ho ha estat tot. Tot i així, per aquells que hem tingut l'oportunitat de coneixe'l, la capacitat humana excedeix la professional. Actualment és President de la Societat Espanyola de Neurologia, i exercés com a tal.

(i) En el pròleg del llibre "Desafiant al Parkinson" de Carmen Díaz Màrquez.

XXI. EPÍLEG (Peus de pàgina)

(i) El títol és part d'una frase de Heraclito: "Si busques la veritat, prepara't per l'inesperat, doncs és difícl de trobar i sorpren quan la trobes", la diu Paul Auster al principi d'un dels seus millors llibres, "L'invent de la soletat".

(ii) En poc temps disposarem d'una versió electrònica del llibre que podrà consultar-se, parcialemnt, a través d'Internet (http://www.gonzalezmaldonado.com). La gran avantatge és la possibilitat d'actualització continuada i la facilitat d'accedir a ella.

Bibliografia

BIBLIOGRAFIA

1. Abel DF. Leonard Cohen, melodía poética. La Máscara, Valencia 1996.

2. Acosta J, Calderón E, Obeso JA. Prevalence of Parkinson?s disease and essential tremor in a village of South Spain. Neurology 1989; 39 (supl 1): 181.

3. Adams RD, Victor M. Principles of Neurology. McGraw Hill. New York 1992.

4. Agid Y. Are dopaminergic neurons selectively vulnerable to Parkinson's disease? En: Narabayashi H, Naga-tsu T, Yanagisawa N, Mizuno Y (eds). Parkinson's disease from basic research to treatment. Advances in neurology, vol 60, pp 148-164. Raven Press, New York 1993.

5. Aguilar M, Vilarasau I, Pita AM. Tratamiento dietético de la enfer-medad de Parkinson. Rev Clín Esp 1990; 186 (supl 2): 76-79.

6. Ahlskog JE. Treatment of Parkinson's disease. From theory to practice. Postgrad Med 1994; 95:52-64.

7. Alberca R. El diagnóstico y la evaluación de la enfermedad de Parkinson. En: Alberca R, González Maldonado R, Ochoa JJ (eds). Diag-nóstico y tratamiento de la enfer-medad de Parkinson. Ergón, Madrid 1996 (passim).

8. Alberca R, González-Maldonado R, Ochoa JJ. Diagnóstico y tratamiento de la enfermedad de Parkinson. Ergón, Madrid 1996 (passim).

9. Alberca R, Moreno A, Serrano V, Garzón F. Alteraciones mentales cognoscitivas y no cognoscitivas en la enfermedad de Parkinson. En: Alberca R y Ochoa JJ (eds): Pautas actuales en el tratamiento médico y quirúrgico de la enfermedad de Parkinson, pp 125-144. Ed. Inter-Congres SA, Barcelona 1995

10. Alberca R, Ochoa JJ. Tratamiento actual de la enfermedad de Parkinson. Gráficas Letra, Madrid 1993 (passim).

11. Alberca R y Ochoa JJ: Pautas actuales en el tratamiento médico y quirúrgico de la enfermedad de Parkinson, pp 125-144. Ed. Inter-Congres SA, Barcelona 1995.

12. Albert ML, Feldman RG, Willis A. The ?subcortical dementia? of progre-ssive supranuclear palsy. J Neurol Neurosurg Psychiatry 1974; 37:121-130.

13. Alexander GM, Schwartzman RJ, Nukes TA, Grothusen JR, Hooker MD. eta 2-adrenergic agonist as adjunct therapy to levodopa in Parkinson's disease. Neurology 1994; 44:1511-1513.

14. Aminoff MJ. Treatment of Par-kinson's disease. West J Med 1994; 161:303-308

15. Appenzeller O. The autonomic nervous system. An introduction to basic and clinical concepts. Elsevier, Amsterdam 1990 (passim).

16. Aranda B. Les troubles ve-sico-sphincteriens de la maladie de Parkinson. Rev Neurol (Paris) 1993; 149:476-80.

17. Astarloa R, Mena MA, Sánchez V, de la Vega L, García de Yébenes J. Clinical and pharmacokinetic effects of diet rich in soluble fiber on Parkinson?s disease. Clin Neuro-pharmacol 1992; 15:375-380.

18. Auff E, Fertl E, Schnider P. Morbus Parkinson und neurologische Rehabilitation. Wien Med Wochenschr 1995; 145:302-305.

19. Auster P. La invención de la soledad. Anagrama, Barcelona 1994.

20. Barbeau A, Roy M, Bernier G, Campanella G, Paris S. Ecogenetics of Parkinson's disease: prevalence and enviromental aspects in rural areas. Can J Neurol Sci 1987; 14: 36-41.

21. Baron JA. Cigarette smoking and Parkinson's disease.Neurology 1986; 36:1490-1496.

22. Baser SM, Brant F, Levison K, Dekosky S. Estrogen and mental status in Parkinson disease. 4th Int Congr Mov Dis (poster pres.). Viena 17-21 junio 1996.

23. Bateson MC, Gibberd FB, Wilson RSE. Salivary symptoms in Parkinson disease. Arch Neurol 1973; 29:274-275.

24. Batlló J. Cien poemas de amor de la lírica en lengua castellana. Lumen, Barcelona 1987.

25. Bayés A, Linazasoro G. Vivir con... la enfermedad de Parkinson. Meditor, Madrid 1994.

26. Beltrán HR, González Maldonado R. Alteraciones nocturnas en la enfermedad de Parkinson. En: Tolosa E, Obeso JA, Grandas FJ. Tratado sobre la enfermedad de Parkinson (en prensa).

27. Benabid AL, Pollak P, Gervason C, Hoffmann D, Gao DM, Hommel M, Perret JE, de Rougemont J. Long-term suppresion of tremor by chronic stimulation of the ventral intermediate thalamic nucleus. Lancet 1991, 337:403-406.

28. Ben-Shlomo Y, Sieradzan K. Idio-pathic Parkinson?s disease: epi-demiology, diagnosis and ma-nagement. Br J Gen Pract 1995; 45:261-268.

29. Bhatt MH, Keenan SP, Fleetham JA, Calne DB. Pleuropulmonary disease associated with dopamine agonist therapy. Ann Neurol 1991; 30:613-616.

30. Biary N, Pimental PA. A double-blind trial of clonazepam in parkinsonian hypokinetic dysarthria. Meeting American Academy of Neurology, Dallas 1983.

31. Birkmayer W, Danielczyk W, Rieder P. Symptoms and side effects in the course of Parkinson?s disease. J Neurol Trans 1983; 19:185-199.

32. Blesa R. Diagnóstico precoz de la enfermedad de Parkinson. En: Obeso JA y Martí-Massó JF. Enfermedad de Parkinson. Conocimientos y actitudes prácticas, pp 33-42. Interamericana-Mc Graw-Hill, Madrid 1993.

33. Bloxham CA, Mindel TA, Frith CD. Initiation and execution of predictable and unpredictable movements in Parkinson's disease. Brain 1984; 107: 371-384.

34. Bonifati V, Fabrizio E, Cipriani R, Vanacore N, Meco G. Buspirone in levodopa-induced dyskinesias. Clin Neuropharmacol 1994; 17:73-82.

35. Bonuccelli U, D'Antonio P, D'Avino C, Piccini P. Dihydroergocryptine in the treatment of Parkinson's disease. J Neural Transm (suppl) 1994; 45:239.

36. Bramble MG, Cunliffe J, Dellipiani W. Evidence for a change in neurotransmitter affecting oesophageal motiliy in Parkinson?s disease. J Neurol Neurosurg Psychiatry 1978; 41:709-712.

37. Britton TC. Essential tremor and its variants. Current Opinion in Neurology 1995; 8: 314-319.

38. Brodtkorb E, Wyzocka-Bakowska M, Lillevold PE. Transdermal scopolamine in drooling. J Ment Defic Res 1988; 32:233-237.

39. Brown G, Marsden CD. Neuro-psychology and cognitive function in Parkinson?s disease. En: Marsden CD, Fahn S (weds). Movement Disorders 2, pp 99-123. Butterworths, London 1987.

40. Brown RG, Marsden CD, Quinn N, Wyke MA. Alterations in cognitive performance and affect-arousal state during fluctuations in motor function in Parkinson?s disease. J Neurol Neurosurg Psychiatry 1984; 47:454-465.

41. de Bruin PF, de Bruin VM, Lees AJ, Pride NB. :Effects of treatment on airway dynamics and respiratory muscle strength in Parkinson's di-sease. Am Rev Respir Dis 1993; 148:1576-80.

42. Buchholz DW. Dysphagia associated with neurological disorders. Acta Otorhinolaryngol Belg 1994; 48:143-155.

43. Burguera-Hernández JA. Deterioro de tipo ?on-off?. Tratamiento. En: Alberca R y Ochoa JJ (eds): Pautas actuales en el tratamiento médico y quirúrgico de la enfermedad de Parkinson, pp 73-86. Ed. Inter-Congres SA, Barcelona 1995.

44. Burtscher M, Likar R, Pechlaner C, Kunz F, Philadelphy M. Motor symptoms similar to parkinsonism in heavy smokers. Int J Sports Med 1994; 15:207-212.

45. Busenbark KL. Huber SJ. Greer G. Pahwa R. Koller WC.Olfactory func-tion in essential tremor.Neurology. 1992; 42:1631-1632.

46. Butterfield PG, Valanis BG, Spencer PS, Lindeman CA, Nutt JG. Environmental antecedents of young-onset Parkinson's disease. Neurology 1993; 43:1150-1158.

47. Campbell J. The shortest paper. Neurology 1979, 29:1633.

48. Campos EC, Schiavi C, Benedetti P, Bolzani R, Porciatti V. Effect of citicoline on visual acuity in am-blyopia: preliminary results. Graefes Arch Clin Exp Ophthalmol 1995; 233:307-312.

49. Caraceni T, Nappi G. Focus on Par kinson?s disease. Masson, Milano 1991.

50. Carr LA, Rowell PP. Attenuation of 1-methyl-4-phenyl-1,2,3,6- tetrahydro pyridine-induced neurotoxicity by tobacco smoke. Neuropharmacology 1990; 29:311-314.

51. Carter JH. A special diet for Parkinson?s disease. American Parkinson Disease, Oregon 1992

52. Cederbaum JM, Gancher ST. Par-kinson?s disease. Neurologic clinics. WB Saunders Co, Philadelphia 1992.

53. Cervantes Saavedra M. La fuerza de la sangre. Novelas ejemplares. Obras completas. Aguilar, México 1991.
54. Chacón J, Navarro C, Rodríguez E, Alegre S. Tratamiento con clozapina en la enfermedad de Parkinson. En: Alberca R y Ochoa JJ (eds): Pautas actuales en el tratamiento médico y quirúrgico de la enfermedad de Parkinson, pp 237-247. Ed. Inter-Congres SA, Barcelona 1995.

55. Chritchley McD, O?Leary JL, Jennett B. Scientific foundations of Neurology. William Heinemann Medical Books, London 1972.

56. Clemens P, Baron JA, Coffey D, Reeves A. The short-term effect of nicotine chewing gum in patients with Parkinson's disease. Psychopharmacology (Berl). 1995; 117:253-256.

57. Codina Puiggrós A. Tratado de Neurología. Ed. Libro del Año, Madrid 1994.

58. Comella CL, Tanner CM, Rista-novic RK. Polysomnographic sleep measures in Parkinson's disease patients with treatment-induced hallucinations. Ann Neurol 1993; 34:710-714.

59. Cohen L. Songs of love and hate. CBS, S64090. Madrid 1974.

60. Cummings JL. Depression and Parkinson?s disease: a review. Ann J Psychiatry 1992; 149:443-454.

61. Dauphin S. Parkinson?s disease: the mystery, the search and the promise. Pixel Press, Tequesta, Flori-da 1992.

62. Decina P, Caracci G, Sandik R, Berman W, Mukherjee S, Scapicchio P. Cigarette smoking and neuro-leptic-induced parkinsonism. Biol Psychiatry 1990; 28:502-508.

63. Delumeau JC, Bentue-Ferrer D, Gandon JM, Amrein R, Belliard S, Allain H. Monoamine oxidase inhi-bitors, cognitive functions and neuro- degenerative diseases. J Neural Transm (suppl) 1994; 41:259-266.

64. Delwaide PJ, Gonce M. Patho-physiology of Parkinson's signs. En: Jankovic J, Tolosa E (eds). Parkinson's disease and movement disorders, pp 77-92. Williams & Wilkins, Baltimore 1993.

65. Dessibourg CA, Gachoud JP. Nutzen einer neuen galenischen Form von Levodopa und Benserazid fur die Behandlung von Parkinson-Patienten. Schweiz Rundsch Med Prax 1995; 84:1235-1238.

66. Díaz Márquez C. Desafiando al Parkinson. Grupo Editorial Universitario, Granada 1996.

67. Dick PJR, Cantello R, Buruma O.* The Bereitschaftspotential, L-dopa and Parkinson?s disease. Electro-encephalogr Clin Neurophysiol 1987; 66:263-274.

68. Diederich N, Keipes M, Graas M, Metz H. La clozapine dans le traitement des manifestations psychiatriques de la maladie de Parkinson. Rev Neurol (Paris) 1995; 151:251-257.

69. Dietz MA, Goetz CG, Stebbins GT. Evaluation of a modified inverted walking stick as a treatment for parkinsonian freezing episodes. Mov Dis 1990; 5: 243-247.

70. Doty RL. Golbe LI. McKeown DA. Stern MB. Lehrach CM. Crawford D. Olfactory testing differentiates bet-ween progressive supranuclear palsy and idiopathic Parkinson's disease. Neurology. 1993 May. 43(5). P 962-5.

71. Duarte J, Moreno C, Coria F, Perez A, Claveria LE. Eficacia de la dieta de redistribucion proteica en la respuesta antiparkinsoniana de la L-dopa. Neurologia 1993; 8:248-251.

72. Durif F, Vidailhet M, Bonnet AM, Blin J, Agid Y. Levodopa-induced dyskinesias are improved by fluo-xetine. Neurology 1995; 45:1855-1858.

73. Duvoisin RC, Sage J. Parkinson`s disease: A guide for patient and family. Lippincott-Raven Press, Philadelphia 1996.

74. Elble RJ, Koller WC. Tremor. The Johns Hopkins University Press. Baltimore 1990.

75. Elble RJ, Moody C, Higgins C. Primary writing tremor. A form of focal dystonia? Mov Disord 1990, 5:118-126.

76. Ellgring H, Seiler S, Perleth B, Frings W, Gasser T, Oertel W. Psychosocial aspects of Parkinson's disease. Neurology 1993; 43(Suppl 6):S41-44.

77. Erdmann R. Neuroleptika und Nikotin. Psychiatr Prax 1995; 22:223-227.

78. Fagerstrom KO, Pomerleau O, Giordani B, Stelson F. Nicotine may relieve symptoms of Parkinson's disease. Psychopharmacology (Berl) 1994; 116: 117-119.

79. Fahn S. Tics, myoclonus, and miscellaneous movement disorders. Current Opinion in Neurology and Neurosurgery 1991, 4:337-342.

80. Fall PA, Granérus AK. Maintenance ECT in Parkinson?s di-sease. A case report. 4th Int Congr Mov Dis (poster pres.). Viena 17-21 junio 1996.

81. Findley LJ, Capildeo R, eds. Movement disorders: tremor. Mac-millan, London 1984.

82. Fisher PA, Baas H, Hefner R. Treatment of parkinsonian tremor with clozapine. J Neural Transm Park Dis Dement Sect 1990; 2:233-238.

83. Folkerts H. Elektrokrampftherapie bei neurologischen Krankheiten. Nervenarzt 1995; 66:241-251.

84. Fowlers J. Citado por Doug Levy, USA TODAY. http://www.med. harvard.edu/publications/On_The_Brain/Volume5/Number3/

85. Gentil M, Pollak P, Perret J. La dysarthrie parkinsonienne.Rev Neurol (Paris) 1995; 151:105-112.

86. Gerber Wd, Hart St, Krop P, Niederberger U, Strenge H. Autonomic and tremor reactivity during mental stress in Parkinson?s disease and essential tremor: two experimental studies. 4th Int Congr Mov Dis (poster pres.). Viena 17-21 junio 1996.

87. Gibb WRG. Dementia and Parkinson?s disease. Br J Psychiat 1989; 154:596-614.

88. Gil R. Neurologie pour le praticien. Simep, Paris 1989.

89. Giménez-Roldán S. Escalas de evaluación en enfermedad de Par-kinson y trastornos del movimiento. Editorial MCR, Barcelona 1989.

90. Giménez-Roldán S, Mateo D. Predicting beneficial response to a protein redistribution diet in fluctuating Parkinson?s disease. Acta Neurol Belg 1991; 91:189-200.

91. Goethe JW. Las afinidades electivas (Die Wahlverwandtschaften 1809). Obras completas, Aguilar, Méxi-co DF 1991.

92. Goetz CG, Lutge W, Tanner CM. Autonomic dysfunction in Parkinson?s disease. Neurology 1986; 36:73-75.

93. Goetz CG, Tanner CM, Levy M, Wilson RS, Garron DC. Pain in Parkinson`s disease. Mov Dis ord 1986; 1:45-49 (b).

94. Golbe LI. The genetics of Parkinson?s disease: a reconsideration. Neurology 1990; 40 (suppl 3):7-14.

95. Golbe LI, Cody RA, Duvoisin RC. Smoking and Parkinson's disease. Search for a dose-response relationship. Arch Neurol 1986; 43:774-778.

96. González Maldonado JA. Sapos y canciones. Premio García Lorca de Poesía. Secretariado de Publica-ciones. Universidad de Granada, 1972.

97. González Maldonado R. Bastón con sistema de referencia visual y acústica que mejora la marcha en pacientes parkinsonianos. Reunión Anual Ordinaria de la Sociedad Española de Neurología. Barcelona, diciembre 1992.

98. González Maldonado R. Alteraciones de la marcha en el parkinsoniano. En: Alberca R y Ochoa JJ (eds): Pautas actuales en el tra-tamiento médico y quirúrgico de la enfermedad de Parkinson, pp 125-144. Ed. Inter-Congres SA, Barcelona 1995.

99. González Maldonado R. Psicopatología de la consulta cotidiana. Actualidad médica (aceptado para publicación).

100. González Maldonado R. Problemas concretos en la enfermedad de Parkinson. En: Alberca R, González Maldonad R, Ochoa JJ (eds). Diag- nóstico y tratamiento de la enferme- dad de Parkinson. Ergón, Madrid 1996 (passim).

101. González Maldonado R. Prólogo. En: Díaz Márquez C (ed). Desafiando la enfermedad de Parkinson. Grupo Editorial Universitario, Granada 1996.

102. Gracián B. Obras completas. Aguilar, Madrid 1967.

103. Grandinetti A. Morens DM. Reed D. MacEachern D. Prospective study of cigarette smoking and the risk of developing idiopathic Parkinson's disease. Am J Epidemiol 1994; 139: 1129-1138.

104. Graves R. Los mitos griegos (vol 1 y 2). Alianza Editorial, Madrid 1986.

105. Gudmundsson KRA. A clinical survey of Parkinsonism in Iceland. Acta Neurol Scand 1967; 43 (suppl 33): 9-61.

106. Hagell P, Odin P, Vinge E. Pregnancy in Parkinson?s disease. 4th Int Congr Mov Dis (poster pres.). Viena 17-21 junio 1996.

107. Hedin CA. Smoker's melanosis may explain the lower hearing loss and lower frequency of Parkinson's disease found among tobacco smo-kers--a new hypothesis. Med Hypo-theses 1991; 35:247-249.

108. Herrero MT, Kastner A, Perez-Otaño I, Hirsch EC, Luquin MR, Javoy-Agid F, Del Rio J, Obeso JA, Agid Y. Gangliosides and parkinsonism. Neurology 1993; 43:2132-2134.

109. Herrero MT, Perez-Otaño I, Oset C, Kastner A, Hirsch EC, Agid Y, Luquin MR, Obeso JA, Del Rio J. GM-1 ganglioside promotes the recovery of surviving midbrain dopaminergic neurons in MPTP-treated monkeys. Neuroscience 1993; 56:965-972.

110. Hertzman C, Wiens M, Bowering D, Snow B, Calne D. Parkinson's disease: a case-control study of occupational and environmental risk factors.Am J Ind Med 1990; 17:349-355.

111. Hierro J. Cuanto sé de mí (1957-1959). Antología poética. Espasa Calpe 1993.

112. van Hilten JJ, Weggeman M, van der Velde EA, Kerkhof GA, van Dijk JG, Roos RA. Sleep, excessive daytime sleepiness and fatigue in Parkinson's disease. J Neural Transm Park Dis Dement Sect 1993; 5:235-244.

113. Hoehn MM. The natural history of Parkinson?s disease in the pre-levodopa and post-levodopa eras. En Cedarbaum JM, Gancher ST. Par-kinson?s disease. Neurologic Clinics, pp 331-339. WB Saunders, Philadelphia 1992.

114. Hoehn MM, Yahr MD. Parkinsonism: onset, progression and mortality. Neurology 1967; 17:427-431.

115. Hoflich G, Burghof KW, Kasper S, Moller HJ. Elektrokrampftherapie bei Komorbiditat einer therapieresistenten paranoid-halluzinatorischen Psychose mit Morbus Parkinson. Nervenarzt 1994; 65:202-205.

116. Homberg V.Motor training in the therapy of Parkinson's disease. Neurology. 1993; 43 (Suppl 6):S45-46.

117. Hofman A, Collette HJ, Bartelds AI. Incidence and risk factors of Parkinson's disease in The Netherlands. Neuroepidemiology 1989; 8:296-299.

118. Horacio. Epístolas 1, 2, 40).

119. Horowski R, Horowski L, Vogel S, Poewe W, Kielhorn FW. An essay on Wilhelm von Humboldt and the shaking palsy: first comprehensive description of Parkinson's disease by a patient. Neurology 1995; 45:565-568.

120. Hubble JP, Venkatesh V. Personality and depresion in Parkinson?s disease. J Nerv Ment Dis 1993; 181:657-671.

121. Hublin C, Partinen M, Heinonen EH, Puukka P, Salmi T. Selegiline in the treatment of narcolepsy. Neurology 1994; 44:2095-2101.

122. Hughes AJ, Lees AJ, Stern GM. Apomorphine in the diagnosis and treatment of parkinsonian tremor. Clin Neuropharmacol 1990, 13:312-317.

123. Huszonek JJ. Anticholinergic effects in a depressed parkinsonian patient. J Geriatr Psychiatry Neurol 1995; 8:100-102.

124. Ikarashi Y, Blank CL, Itoh K, Satoh H, Inoue HK, Maruyama Y. [Development of a liquid chromatography/multiple electrochemical detector (LCMC) and its application in neuroscience]. Nippon Yakurigaku Zasshi 1991, 97:51-64.

125. Imahi H. (Festination and freezing). Rinsho Shinkeigaku 1993; 33: 1307-1309.

126. Ishikawa A, Miyatake T. Effects of smoking in patients with early-onset Parkinson's disease.J Neurol Sci 1993; 117:28-32.

127. Izquierdo-Alonso JL, Jimenez-Jimenez FJ, Cabrera-Valdivia F, Mansilla-Lesmes M. Airway dys-function in patients with Parkinson's disease. Lung 1994; 172:47-55.

128. Jacobson JI, Yamanashi WS. An initial physical mechanism in the treatment of neurologic disorders with externally applied pico Tesla magnetic fields. Neurol Res 1995; 17:144-148.

129. James JR, Nordberg A. Genetic and environmental aspects of the role of nicotinic receptors in neuro-degenerative disorders: emphasis on Alzheimer's disease and Parkinson's disease. Behav Genet 1995;25:149-159

130. Jankovic J. Respiratory diskinesia in Parkinson's disease. Neurology 1986; 36: 303-304.

131. Jankovic J, Fahn S. Physiologic and pathologic tremors. Ann Intern Med 1980, 93:460-465.

132. Jankovic J, van der Linden C. Dystonia and tremor induced by peripheral trauma: predisposing factors. J Neurol Neurosurg Psychiatry 1988; 51:1512-1519.

133. Jankovic J, Tolosa E. Parkinson`s disease and movement disorders. Williams&Wilkins, Baltimore 1993 (passim).

134. Jansen EN. Clozapine in the treatment of tremor in Parkinson's disease. Acta Neurol Scand 1994; 89:262-265.

135. Janson AM, Fuxe K, Agnati LF, Jansson A, Bjelke B, Sundstrom E, Andersson K, Harfstrand A, Goldstein M, Owman C. Protective effects of chronic nicotine treatment on lesioned nigrostriatal dopamine neurons in the male rat. Prog Brain Res. 1989. 79P 257-65.

136. Janson AM, Moller A. Chronic nicotine treatment counteracts nigral cell loss induced by a partial mesodiencephalic hemitransection: an analysis of the total number and mean volume of neurons and glia in substantia nigra of the male rat. Neuroscience 1993; 57:931-941.

137. Jarvik ME. Beneficial effects of nicotine. Br J Addict 1991; 86:571-575.

138. Jeanneau A. La sismotherapie dans le traitement de la maladie de Parkinson. Encephale 1993; 19:573-578.

139. Jones-Humble SA, Morgan PF, Cooper BR. The novel anticonvulsant lamotrigine prevents dopamine depletion in C57 black mice in the MPTP animal model of Parkinson's disease. Life Sci 1994; 54:245-252.

140. Jimenez-Jimenez FJ. Mateo D. Gimenez-Roldan S. Premorbid smo-king, alcohol consumption, and coffee drinking habits in Parkinson's disease: a case-control study. Mov Disord 1992; 7: 339-344.

141. Kant I. Crítica de la razón pura (Kritik der reinen Vernunft, 1787). Losada, Barcelona 1985.

142. Kaur S, Starr MS. Antipar-kinsonian action of dextromethorphan in the reserpine-treated mouse. Eur J Pharmacol 1995; 280:159-166.

143. Kempster PA, Wahlqvist ML. Dietary factors in the management of Parkinson's disease. Nutr Rev 1994; 52:51-58. Dietary sources of l-dopa. From:John Cottingham <johnc@IADFW.NET>http://ourworld. compuserve.com/homepages/PD_ Digest /fava.htm#a3720.

144. Van den Kerchove M, Jacquy J, Gonce M, De Deyn PP. Sustained-release levodopa in parkinsonian patients with nocturnal disabilities. Acta Neurol Belg 1993; 93:32-39.

145. Klaassen T, Verhey FR, Sneijders GH, Rozendaal N, de Vet HC, van Praag HM. Treatment of depression in Parkinson's disease: a meta-analysis. J Neuropsychiatry Clin Neurosci 1995; 7:281-286.

146. Kirch DG, Alho AM, Wyatt RJ. Hypothesis: a nicotine-dopamine inter-action linking smoking with Par-kinson's disease and tardive dyskinesia. Cell Mol Neurobiol 1988; 8:285-291.

147. Koller WC. Sensory symptoms in Parkinson?s disease. Neurology 1984; 34:957-959.

148. Koller WC. Handbook of Par-kinson?s disease. Marcel Dekker Inc, New York 1992 (passim).

149. Koller WC, Cone S, Herbster G. Caffeine and tremor. Neurology 1987, 37:169-172.

150. Koller WC, Silver DE, Lieberman A. An algorirthm for the management of Parkinson?s disease. Neurology 1994; 44 (suppl 10): S5-S52 (passim).

151. Kurdland LT. Epidemiology: Incidence, geographic distribution and genetic considerations. En Field WJ (ed). Pathogenesis and treatment of parkinsonim, pp 5-43. Charles C Thomas. Springfield, Illinois 1958.

152. van Laar T, Jansen EN, Neef C, Danhof M, Roos RA. Pharmacokinetics and clinical efficacy of rectal apo-morphine in patients with Parkinson's disease: a study of five different suppositories. Mov Disord 1995; 10: 433-439.

153. Lang AE. Akathisia and the restless legs syndrome. En: Jankovic J, Tolosa E (eds). Parkinson`s disease and movement disorders, pp 399-418. Williams&Wilkins, Baltimore 1993.

154. Lang AE, Koller WC, Fahn S. Psychogenic parkinsonism. Arch Neu-rol 1995; 52:802-810.

155. Langston JW. The case of the tainted heroin. The Sciences. New York Academy of Sciences.

156. Laplane D, Levasseur M, Pillon B, Dubois B, Baulac M, Mazoyer B, Dinh ST, Sette G, Danze F, Baron JC. Obsessive-compulsive and other behavioral changes with bilateral basal ganglia lesions. Brain 1989; 112:699-725.

157. Larmande P, Palisson E, Saikali I, Maillot F. Disparition de l'akinesie dans une maladie de Parkinson au cours d'un acces maniaque. Rev Neurol (Paris) 1993; 149:557-558.

158. LeHouezec J, Benowitz NL. Basic and clinical psychopharmacology of nicotine. Clin Chest Med 1991; 12: 681-699.

159. LeWitt PA. Therapy with dopaminergic drugs in Parkinson`s disease. En: Koller WC. Handbook of Parkinson?s disease. Marcel Dekker Inc, New York 1992.

160. Liberman A. An integrated approach to patient management in Parkinson?s disease. En: Cedarbaum JM, Gancher ST. Parkinson?s disease. Neurologic Clinics, pp553-565. WB Saunders, Philadelphia 1992.

161. Lieberman AN, Williams FL. Parkinson's Disease: The Complete Guide for Patients and Caregivers. Fireside Books, New York 1993.

162. Lieberman AN. National Parkinson Report Fundation. NPF , vol . XVI, III / 3rd. quarter 1995.

163. van der Linden C, Jankovic J, Jansson B. Lateral hypothalamic dysfunction in Parkinson?s disease. Ann Neurol 1985; 18:137.

164. Lope de Vega Carpio F. Rimas humanas. Poesía completa. Bruguera 1974.

165. Marina JA. Teoría de la inte-ligencia creadora. Anagrama, Barcelona 1993.

166. Marina JA. El laberinto sentimental. Anagrama, Barcelona, 1996.

167. Marlowe C. The tragical history of Dr. Faustus. Thomas Bushell. London, 1604.

168. Marsden CD. The mysterious motor function of the basal ganglia. Neurology 1982; 32: 514-539.

169. Marsden CD, Parkes JD. On-off effects in patients with Parkinson?s disease on chronic levodopa therapy. Lancet 1976; 1:25.

170. Martí Massó JF. Neurología. Información para pacientes y familiares, pp 173-194. Ergón, Madrid 1995.

171. Marttila RJ. Epidemiology. Hand-book of Parkinson?s disease. En: Koller WC. Handbook of Parkinson?s disease. Marcel Dekker, New York 1992.

172. Mateo D, Dobato JL, Gimenez-Roldan S. Agravacion de la enfermedad de Parkinson por uso inadecuado de levodopa en formu-laciones de liberacion retardada. Neurología 1995; 10:7-13.

173. Mayeux R, Williams JBW, Stern Y, Cote L. Depression and Parkinson?s disease. Adv Neurol 1984; 40:241-250.

174. Mayeux R, Tang MX, Marder K, Cote LJ, Stern Y. Smoking and Parkinson's disease. Mov Disord 1994; 9:207-212.

175. Meck W. Citado por Friend T. USA TODAY. http://www. med. har-vard.edu/publications/On_The_ Brain/ Volume5/Number3/

176. Menza MA, Robertson-Hoffman DE, Bonapace AS. Parkinson's disease and anxiety: comorbidity with depression. Biol Psychiatry 1993; 34:465-470.

177. Menza MA, Sage J, Marshall E, Cody R, Duvoisin R. Mood changes and ?on-off? phenomena in Parkinson`s disease. Mov Dis 1990; 5:148-151.

178. Mlcoch AG. Diagnosis and treatment of parkinsonian dysarthria. En: Koller WC (ed). Handbook of Parkinson?s disease, pp 227-254. Marcel Dekker Inc, New York 1992 (passim).

179. Molinari SP, Kaminski R, Di Rocco A, Yahr MD. The use of famotidine in the treatment of Parkinson's disease: a pilot study. J Neural Transm Park Dis Dement Sect 1995; 9:243-247.

180. Montastruc JL, Fabre N, Blin O, Senard JM, Rascol O, Rascol A. Does fluoxetine aggravate Parkinson's disease? A pilot prospective study [letter]. Mov Disord 1995; 10:355-357.

181. Montastruc JL, Senard JM, Verwaerde P, Brefel C, Blin O, Rascol O. Fluoxetine in orthostatic hypotension of Parkinson?s disease: a clinical and experimental study. 4th Int Congr Mov Dis (poster pres.). Viena 17-21 junio 1996.

182. Montgomery EB Jr, Lieberman A, Singh G, Fries JF. Patient education and health promotion can be effective in Parkinson's disease: a randomized controlled trial. PROPATH Advisory Board. Am J Med 1994; 97:429-435.

183. Morano A, Jimenez-Jimenez FJ, Molina JA, Antolin MA. Risk-factors for Parkinson's disease: case-control study in the province of Caceres, Spain. Acta Neurol Scand 1994; 89:164-170.

184. Morens DM, Grandinetti A, Reed D, White LR, Ross GW. Cigarette smoking and protection from Parkinson's disease: false association or etiologic clue? Neurology 1995; 45:1041-1051.

185. Mukherjee S, Debsikdar V. Absence of neuroleptic-induced parkinsonism in psychotic patients receiving adjunctive electroconvulsive therapy. Conv Ther 1994; 10:53-58.

186. Newhouse PA, Hughes JR.The role of nicotine and nicotinic mechanisms in neuropsychiatric disease. Br J Addict 1991; 86:521-526.

187. Nobile-Orazio E, Carpo M, Scarlato G. Gangliosides. Their role in clinical neurology. Drugs 1994; 47:576-585.

188. Nutt JG, Hammerstad JP, Gancher ST. Parkinson's disease: 100 maxims. Edward Arnorld, London 1992.

189. Obeso J, Tolosa E, Grandas FJ. Tratado sobre la enfermedad de Parkinson (en preparación).

190. Ochoa-Amor JJ. Tratamiento general de la enfermedad de Parkinson. En: Alberca Serrano R, González Maldonado R, Ochoa Amor J (eds.). Diagnóstico y tratamiento de la enfermedad de Parkinson. Ergon, Madrid 1996.

191. Pacchetti C, Albani G, Martignoni E, Godi L, Alfonsi E, Nappi G. "Off" painful dystonia in Parkinson's disease treated with botulinum toxin. Mov Disord 1995; 10:333-336.

192. Parkinson J. The chemical pocket-book; or memoranda chemica; arranged in a compendium of chemistry. C Whittingham for HD Symonds, London 1799. (Citado por Koller 1992.)

193. Parkinson J. An essay on the shaking palsy. Whittingham & Rowland for Sherwood, Neely and Jones, London 1817.

194. Parkinson J. Outlines of oryctology. Whittingham & Rowland for Sherwood, Neely and Jones, London 1822. (Citado por Koller 1992.)

195. Parkinson J. Organic remains of a former world. An examination of the mineralized remains of the vegetables and animaçls of the antediluvian world; generally termed extraneous fossils. Whittingham & Rowland for Sherwood, Neely and Jones, London 1833. (Citado por Koller 1992.)

196. Parkinsons and cannabis (foro Internet). http://dem0nmac.mgh. harvard. edu/neurowebforum /ParkinsonsDiseaseArticles/Parkinsonsandcan-nabis.html

197. Parkinson's Disease - Information Exchange Network <parkinsn@ utoronto.bitnet>. 10/1996

198. Parkinson Study Group. Effects of tocopherol and Deprenyl on the progression of disability in early Parkinson?s disease. N Eng J Med 1993; 328:176-183.

199. Paulson GW. Addiction to nicotine is due to high intrinsic levels of dopamine. Med Hypotheses 1992; 38:206-207.

200. Paulus W, Jellinger K. The neuropathological basis of different clinical subgroups of Parkinson?s disease. J Neuropathol Clin Exp Neurol 1991; 50:743-755.

201. Pillon B, Dubois B, Cusimano G.. Does cognitive impairment in Parkinson?s disease result from non-dopaminergic lesions? J Neurol Neurosurg Psychiatry 1989; 52:201-206.

202. Pirozzolo FJ, Swihart AA, Rey GJ, Mahurin R, Jankovic J. Cognitive impariments associated with Parkinson?s disease and other movement disorders. En: Jankovic J, Tolosa E (eds). Parkinson`s disease and movement disorders. Williams&Wilkins, Baltimore 1993.

203. Quinn N. Drug treatment of Parkinson's disease. BMJ 1995; 310:575-579.

204. Rabey JM, Treves TA, Neufeld MY, Orlov E, Korczyn AD. Low-dose clozapine in the treatment of levodopa-induced mental disturbances in Parkinson's disease. Neurology 1995; 45:432-434.

205. Rafal RD, Posner MI, Walker JA, Friedrich FJ. Cognition and the basal ganglia: separating mental and motor components of performance in Parkinson?s disease. Brain 1984; 107:1083-1094.

206. Rajput AH, Offord KP, Beard CM. Kurland LT. A case-control study of smoking habits, dementia, and other illnesses in idiopathic Parkinson's disease. Neurology 1987; 37:226-232.

207. Revilla F. Diccionario de icono-grafía y simbología. Ed. Cátedra. Madrid 1995.

208. Riggs JE. Cigarette smoking and Parkinson disease: the illusion of a neuroprotective effect. Clin Neuropharmacol. 1992; 15:88-99.

209. Rinne JO, Myllykyla T, Lonnberg P, Marjamaki P.A postmortem study of brain nicotinic receptors in Parkinson's and Alzheimer's disease. Brain Res 1991; 547:167-170.

210. Roldán Tapia MD. Características de personalidad en la enfermedad de Parkinson. Tesina de Licenciatura (directores: González Maldonado R, Morales Gordo B, Arnedo ML). Facultad de Medicina de Granada, enero 1996.

211. Rosenberg P, Herishanu Y, Beilin B. Increased appetite (bulimia) in Parkinson?s disease. J Am Geriatr Soc 1977; 27:177-278.

212. Sacks O. Awakenings. Doubleday & Co, New York 1974.

213. Sage JI, Mark MH. Drenching sweats as an off phenomenon in Parkinson's disease: treatment and relation to plasma levodopa profile. Ann Neurol 1995; 37:120-122.

214. Saint-Cyr JA, Taylor AE, Lang AE. Neuropsychological and psychiatric side effects in the treatment of Parkinson's disease. Neurology 1993; 43 (suppl):S47-52.

215. Salisachs P, Findley LJ. Problems in the differential diagnosis of essential tremor. En: Findley LJ, Capildeo R, eds. Movement Dis-orders: Tremor, pp 219-224. Macmillan, London 1984.

216. Sandyk R. A drug naive par-kinsonian patient successfully treated with weak electromagnetic fields.Int J Neurosci 1994; 79:99-110.

217. Sandyk R. Parkinsonian micro-graphia reversed by treatment with weak electromagnetic fields. Int J Neurosci 1995; 81:83-93 (a).

218. Sandyk R. Reversal of visuo-spatial deficit on the Clock Dra-wing Test in Parkinson's disease by treat-ment with weak electromagnetic fields. Int J Neurosci 1995; 82:255-268 (b)

219. Sandyk R. Improvement of body image perception in Parkinson's disease by treatment with weak electromagnetic fields. Int J Neurosci 1995; 82:269-283 (c).

220. Sandyk R, Derpapas K (a). Further observations on the unique efficacy of picoTesla range magnetic fields in Parkinson's disease. Int J Neurosci 1993; 69: 167-183.

221. Sandyk R, Derpapas K (b). The effects of external picoTesla range magnetic fields on the EEG ub Parkinson's disease. Int J Neurosci 1993; 70: 85-96.

222. Sandyk R. Cigarette smoking: effects on cognitive functions and drug-induced parkinsonism in chronic schizophrenia. Int J Neurosci 1993; 70:193-197.

223. Schneck CH, Mahowald MW. Five cases of parkinsonism emerging after the onset of REM sleep behavior disorder in men aged 58-79. Sleep res 1993; 22:261.

224. Schneider JS, Roeltgen DP, Roth-blat DS, Chapas-Crilly J, Seraydarian L, Rao J. GM1 ganglioside treatment of Parkinson's disease: an open pilot study of safety and efficacy. Neurology 1995; 45:1149-1154.

225. Schoenberg BS. Environmental risk factors for Parkinson's disease: the epidemiologic evidence.Can J Neurol Sci 1987; 14:407-413.

226. Sershen H, Hashim A, Wiener HL, Lajtha A. Effect of chronic oral nicotine on dopaminergic function in the MPTP-treated mouse. Neurosci Lett 1988; 93:270-274.

227. Sershen H, Wolinsky T, Douyon R, Hashim A, Wiener HL, Lajtha A, Coons EE, Serby M. The effects of electro-convulsive shock on dopa-mine-1 and dopamine-2 receptor ligand binding activity in MPTP-treated mice. J Neuropsychiatry Clin Neurosci 1991; 3:58-63.

228. Sieradzan K, Channon S, Ramponi C, Stern GM, Lees AJ,Youdim MB. The therapeutic potential of moclobemide, a reversible selective monoamine oxidase A inhibitor in Parkinson's disease. J Clin Psychopharmacol 1995; 15:51S-59S.

229. Snider SR, Fahn S, Isgreen WP, Cote LJ. Primary sensory symptoms in parkinsonism. Neurology 1976; 26:423-429.

230. Stevenson RL. The strange case of Dr. Jekyll and Mr. Hyde (1886). Dr. Jekyll and Mr. Hyde and other stories. Wordsworth classics, Ware, Hert-fordshire 1993.

231. Stevenson RL. Virginibus pueris-que and other papers (1881). Virginibus puerisque y otros ensayos. Alianza, Madrid 1994.

232. Tanner CM, Chen B, Wang WZ, Peng ML, Liu ZL, Liang XL, Kao LC, Gilley DW, Schoenberg BS. Environmental factors in the etiology of Parkinson's disease. Can J Neurol Sci 1987; 14(3 Suppl):419-423.

233. Tanner CM, Goetz ChrG, Klawans HL. Paroxysmal drenching sweats in idiopathic parkinsonism: response to propanolol. Neurology 1982; 32 (suppl 2): 162.

234. Tanner CM, Goetz ChrG, Kla- wans HL. Autonomic nervous system disorders in Parkinson?s disease. En: Koller WC (ed). Handbook of Parkinson?s disease, pp 185-215). Marcel Dekker Inc. New York 1992.

235. Tetrud JW. Parkinson's Disease and Exercise. (http).1996.

236. Tinneti ME, Speechley M. Prevention of falls among the elderly. N Engl J Med 1989; 320: 1055-1059.

237. Tinneti ME, Speechley M, Ginter SF. Risk factors for falls among elderly persons living in the community. N Engl J Med 1988; 319: 1701-1707.

238. Trías E. La memoria perdida de las cosas. Molinari, Barcelona 1988.

239. Trosch RM, Pullman SL. Botulinum toxin A injections for the treatment of hand tremors. Mov Disord 1994; 9:601-609.

240. Turkka JT, Myllila VV. Sweating dysfunction in Parkinson?s disease. Eur Neurol 1987; 26:1-7.

241. Unamuno M. Del sentimiento trágico de la vida en los hombres y en los pueblos (1913). Alianza Editorial, Madrid 1986.

242. Verwaerde P, Tran MA, Mon-tastruc JL, Senard JM. Yohimbine and experimental neurogenic orthos-tatic hypotension. 4th Int Congr Mov Dis (poster pres.). Viena 17-21 junio 1996.

243. Vieregge P, Friedrich HJ, Rohl A, Ulm G, Heberlein I. Zur multi-faktoriellen Atiologie der idiopathischen Parkinson-Krankheit. Eine Fall-Kontroll-Studie. Nervenarzt 1994; 65:390-395.

244. Watanabe K. [A case-control study of Parkinson's disease]. Nippon Koshu Eisei Zasshi 1994; 41:22-33.

245. Waters Ch. Management of the complicated patient. En: Lieberman A. Parkinson report NPF (National Parkinson Fundation) 1995. http:/ /www.nih.gov/ninds/neurosci/ clinical /etb/etbprot

246. Weiner WJ, Goetz CG, Nausieda PA, Klawans HL. Respiratory dyskinesias: extrapiramidal dysfunction and dyspnea. Ann Int Med 1978; 88:327-331.

247. Wera S, Neyts J. Calcineurin as a possible new target for treatment of Parkinson's disease. Med Hypotheses 1994; 43:132-134.

248. Wermuth L, Stenager E. Sexual problems in young patients with Parkinson's disease. Acta Neurol Scand 1995; 91:453-455.

249. Wermuth L, Stenager EN, Stenager E, Boldsen J. Mortality in patients with Parkinson?s disease. Acta Neurol Scand 1995; 92:55-58.

250. Westman EC, Levin ED, Rose JE. Nicotine as a therapeutic drug. N C Med J 1995; 56:48-51.

251. Wolf VI, Garvin JS, Bacon M, Waldrop W. Speech changes in Parkinson?s disease during treatment with L-dopa. J Commun Disord 1975; 8:271-279.

252. Wolters Ech y Oertel WH. Special therapeutic problems of Parkinson?s disease. En: Wolters Ech (eds). Parkinson?s disease: symptomatic versus preventive therapy, pp 79-93. Current issues in neurodegenertive diseases. ICG publications, The Netherlands 1994.

253. Wolters Ech, Vermeulen RJ, Kuipper MA, Stoof JC. Dopamine agonist monotherapy in Parkinson?s disease. En: Wolters Ech. Parkinson?s disease: symptomatic versus preventive therapy. ICG Publications, Dordrecht The Netherlands 1994.

254. Yazawa I, Terao Y, Sai I, Hashimoto K, Sakuta M. [Gastric acid secretion and absorption of levodopa in patients with Parkinson's disease--the effect of supplement therapy to gastric acid]. Rinsho Shinkeigaku 1994; 34:264-266.

255. Zupnick HM, Brown LK, Miller A, Moros DA. Respiratory dysfunction due to L-dopa therapy for parkin-sonism: diagnosis using serial pulmonary function tests and respi-ratory inductive plethysmography. Am J Med 1990; 89:109-114.

256. Zwil AS, Pelchat RJ. ECT in the treatment of patients with neurological and somatic disease. Int J Psychiatry Med 1994; 24:1-29.